DES

ŒDÈMES VASO-MOTEURS

A LA FACE

PAR

Le Docteur Lucien DREYFUS

Élève de l'École du Service de Santé Militaire.

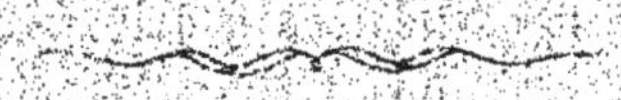

LYON

A. REY, IMPRIMEUR-ÉDITEUR DE L'UNIVERSITÉ

4, RUE GENTIL, 4

1900

DES

ŒDÈMES VASO-MOTEURS

A LA FACE

DES

ŒDÈMES VASO-MOTEURS

A LA FACE

PAR

Le Dr Lucien DREYFUS

Élève de l'École du Service de Santé Militaire.

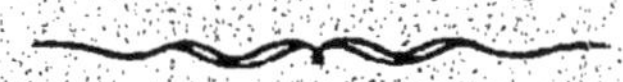

LYON

A. REY, IMPRIMEUR-ÉDITEUR DE L'UNIVERSITÉ

4, RUE GENTIL, 4

1900

A la Mémoire

DE MON PÈRE ET DE MON FRÈRE

A MA MÈRE

A M. LE PROFESSEUR TEISSIER

Professeur de Pathologie Interne à la Faculté,
Médecin de l'Hôtel-Dieu,
Chevalier de la Légion d'honneur.

A M. LE PROFESSEUR TEISSIER

Professeur de Pathologie Interne à la Faculté,
Médecin de l'Hôtel-Dieu,
Chevalier de la Légion d'honneur.

Sur le point de terminer mes études universitaires, je veux dire la profonde reconnaissance et l'affection sans bornes que j'ai pour ma mère chérie, qui, par son dévouement constant et sa tendresse infinie m'a rendu ce but si facile. Qu'elle me permette de lui dire que je garde dans mon cœur le souvenir impérissable de toutes les bontés dont elle m'a comblé et que je n'aurai d'autre souci plus grand dans ma vie que celui d'assurer son bonheur. Je ne crois pouvoir y réussir mieux qu'en ne m'écartant jamais de la ligne idéale de conduite qu'elle m'a tracée : le devoir et le travail.

Que M. le professeur Teissier, dont l'enseignement clinique m'a été si précieux, veuille bien me permettre de lui adresser ici mes respectueux remerciements pour l'attention qu'il a bien voulu donner à ce travail, pour l'amabilité si grande avec laquelle il m'a reçu, pour l'insigne honneur qu'il me fait en acceptant la présidence de ma thèse.

M. le professeur Reclus a été mon premier maître, je n'oublierai jamais l'affection qu'il m'a témoignée.

J'ai trouvé, auprès de M. le professeur Crolas, un accueil bienveillant et des conseils hautement éclairés ; qu'il me permette de l'assurer de mon respectueux dévouement.

J'ose adresser mes vifs remerciements à tous mes maîtres et supérieurs de l'École du service de Santé Militaire dont j'ai pu apprécier si souvent la science, le tact et la bonté.

L. D.

INTRODUCTION

« L'existence d'un œdème mérite
toujours de fixer l'attention. »

PÉTAIN, 1897.

Ce modeste travail a pour but l'étude des œdèmes
vaso-moteurs qui peuvent se rencontrer à la face. Il
comprendra QUATRE CHAPITRES.

Dans un PREMIER CHAPITRE nous passerons très brièvement en revue *les œdèmes vaso moteurs d'origine
nerveuse vraie*, à savoir ceux qui se rattachent aux
lésions du système nerveux central ou périphérique
et aux névroses. Cette étude sera courte. Les œdèmes
de cette catégorie sont en effet rares à la face et nous
aurons l'occasion dans les chapitres suivants de
retrouver la question d'un terrain nerveux comme
cause prédisposante aux troubles vaso-moteurs. En
outre, depuis les travaux remarquables de MM. MATHIEU
et WEIL et depuis l'étude magistrale qui en a été faite
en 1887, par M. le professeur TEISSIER, cette question est
devenue classique. Résumée succinctement, elle trou-

vera néanmoins sa place en tête de ce travail à titre d'historique.

Dans un DEUXIÈME CHAPITRE nous passerons en revue *le rhumatisme et la syphilis* qui ont été l'objet déjà d'études à ce point de vue. Leur rapprochement s'impose. En outre, ils constituent de puissantes causes morbides qui doivent être étudiées immédiatement après les précédentes : « Certaines intoxications fournissent, disent MM. Mathieu et Weil, une transition naturelle des œdèmes névropathiques qui dépendent d'une lésion nerveuse connue ou qui accompagnent des névroses cliniquement bien déterminées, aux œdèmes névropathiques encore qui constituent le fond même et la manifestation principale de certains états morbides. »

Ce sont donc ces derniers, fort peu connus encore, qui seront étudiés au CHAPITRE III, ceux qui ont été décrits sous les noms d'*œdème aigu circonscrit*, d'*œdème angioneurotique aigu*, d'*urticaire géante, œdémateuse*, d'*urticaire massive*, d'*œdème para-urticarien*, etc. Fort heureux d'en avoir observé un exemple, nous rapporterons à ce propos les théories les plus récentes qui ont été émises à leur sujet.

Enfin, dans un DERNIER CHAPITRE, nous verrons tous ces œdèmes vaso-moteurs aigus passer à l'état chronique, nous étudierons cette variété rare de *léontiasis* ou *éléphantiasis facial*. C'est à propos d'un cas de cette nature que nous avions entrepris nos recherches : « L'existence d'un œdème mérite toujours de fixer l'attention » (Potain, *Clin. Charité*, 1897).

Un mot encore est nécessaire pour faire comprendre

notre pensée. Nous rapportons plusieurs observations
où l'œdème de la face se trouve associé à de l'œdème
siégeant ailleurs, aux extrémités, aux organes génitaux
par exemple.

C'est qu'en effet des troubles, qui sont sous la dépendance d'un état morbide général intéressant tout un
appareil ou tout un système, ne sauraient toujours se
localiser au même territoire déterminé. La face, par la
sensibilité de son organisation vaso-motrice, constitue
un terrain d'élection. Mais les cas graves, ceux qui
précisément sont publiés le plus souvent, intéressent
parfois d'autres régions qui jouissent d'une physiologie analogue. C'est un point qu'il était indispensable
de signaler.

DES
ŒDÈMES VASO-MOTEURS
A LA FACE

CHAPITRE PREMIER

ŒDÈMES NERVEUX.

Considérations générales : EXPÉRIMENTATION, PATHOGÉNIE, FAITS CLINIQUES. — C'est une notion acquise depuis longtemps que celle de l'importance du système nerveux dans la production de l'œdème (Portal, Lallemand, Gintrac). On sait même aujourd'hui qu'il joue le rôle d'intermédiaire entre les tissus et les vaisseaux et c'est à RANVIER que revient l'idée d'avoir recherché, puis expérimentalement établi, comment il se manifeste dans la production de l'œdème. Si chez un chien ou chez un lapin on ligature les veines des membres postérieurs, on n'observe pas d'œdème ; si à la ligature des veines on ajoute la section des racines du nerf sciatique dans le canal médullaire où il y a encore peu de fibres sympathiques on obtient un résultat identique ; mais on voit au contraire apparaître l'œdème, si cette même ligature est accompagnée de la section des racines du nerf sciatique après leur émergence ou de la section du tronc lui-même. PASCHUTIN et EMMINGHAUS dans leurs travaux de l'Institut de Ludvig, parus en 1874, constatent cependant qu'on ne retire pas plus de lymphe des lymphatiques des extrémités postérieures après qu'avant la section. Mais puisque la section des nerfs vaso-moteurs favorise d'une façon aussi nette la production de l'œdème, lorsque la circulation veineuse est gênée, il faudra se demander, si elle peut, par elle seule, déterminer de l'œdème, ou bien élargissant la question, si la paralysie des nerfs vaso-moteurs quelle qu'en soit la cause pourra lui donner lieu. Disons dès à présent que LONGET cite un fait observé par HERBERT-MAYO, dans lequel une lésion du nerf trijumeau avait produit un gonflement œdémateux de toute une moitié correspondante de la face en même temps qu'une anesthésie et une ulcération de la cornée homonyme.

ROGOVITCH voit apparaître de l'œdème des lèvres après l'excitation de l'anse de Vieussens. Par contre VULPIAN montre que la section du cordon cervical du grand sympathique ou même l'excision du ganglion cervical supérieur n'ont pas pour résultat ordinaire la production d'une infiltration œdémateuse des diverses parties de la face, du côté de l'opération, alors que les observations de COHNHEIM, de ROGER, prouvent que la ligature des veines de l'oreille, chez le lapin, ne produit de l'œdème que si on coupe le sympathique cervical ou que si on arrache le ganglion cervical supérieur.

Quoi qu'il en soit, BODDAERT, HEUS, ROTH, reprennent les expériences de Ranvier et obtiennent des résultats conformes aux siens. COHNHEIM, dans ses « Expériences de pathologie générale » rappelle celle exécutée par Ostroumoff. Cet auteur, chez un chien sectionne le lingual, puis, au moyen d'un courant d'induction, excitant le bout périphérique du nerf, il constate de l'œdème dans la moitié correspondante de la langue. En France, Vulpian, dont les travaux sont si importants, toutes les fois qu'il s'agit d'une question relative aux vaso-moteurs, était conduit par ses recherches à émettre l'hypothèse d'une modification trophique particulière des parois des vaisseaux. Les vues qu'il exprime à ce sujet ont été reprises, comme nous le verrons, par nombre d'expérimentateurs qui ont cherché à en préciser les causes. Ils ont invoqué soit une asphyxie de l'endothélium capillaire par suppression de l'afflux du sang artériel, soit des lésions de la paroi par modification chimique du sang nourricier. « Il y a, disait Vulpian, dans ces cas, quelque chose de plus qu'une dilatation réflexe des vaisseaux. Il se produit probablement dans la région qui va être le siège de l'œdème des troubles nutritifs analogues à ceux qui constituent le premier phénomène de l'inflammation ; il y a arrêt de la circulation, fluxion collatérale capillaire et fluxion veineuse rétrograde.

« La pression augmente dans les capillaires restés perméables et une certaine quantité de liquide séreux traverse la paroi des vaisseaux et s'infiltre dans les tissus environnants. Tant que les vaisseaux ne subissent aucune altération et que tout se borne à un œdème par simple dialyse exosmotique cet œdème peut disparaître et reparaître facilement. Mais, sous l'influence d'une irritation trop durable, l'œdème pourra persister longtemps après que l'irritation aura cessé. » Ces conclusions physiologiques s'appliquaient donc aussi bien pour lui aux œdèmes nerveux aigus qu'à ceux passés à l'état chronique. Des expériences confirmatives dans ce sens furent encore entreprises par LEVASCHEW. Sans vouloir entrer ici dans leurs détails, des lésions d'endartérite nettement constatées rendirent plus évidentes encore les relations entre le système nerveux et le système vasculaire.

Ces faits devaient naturellement recevoir leur application *en clinique* et l'on vit que de nombreux œdèmes se rattachaient à des maladies du système nerveux. On distingua d'abord avec VERNEUIL un œdème direct et un œdème réflexe. C'est par ce dernier qu'on expliqua les cas d'œdèmes de la face dans les névralgies du trijumeau, signalés par quelques auteurs, VULPIAN, ARNOZAN. Les paralysies faciales périphériques peuvent, comme l'ont signalé MM. LÉPINE et JOSSERAND, s'accompagner de cyanose de la face ou d'œdème. Il faut, à ce propos, remarquer que l'œdème survient alors que la lésion soit intrapétreuse ou au contraire extrapétreuse. Nous n'insisterions pas sur ces faits explicables peut-être par des lésions névritiques, alors que le caractère propre des œdèmes névropathiques est l'absence de lésions anatomiques dans le territoire qui va être le siège de l'œdème, s'ils ne nous fournissaient l'occasion de nous demander quelle est l'origine et quel est le trajet des filets nerveux vaso-moteurs de la face. LAROST, chez un chien, sectionne en même temps que le facial le nerf trijumeau dans son trajet intracrânien entre le ganglion de Gasser et le pont de Varole à gauche et note les symptômes de paralysie du trijumeau et du facial et, consécutivement aux excitations faibles des bouts périphériques des différents rameaux du nerf trijumeau, des phénomènes de vaso-dilatation. Donc les filets nerveux vaso-moteurs contenus dans les différents rameaux périphériques du nerf trijumeau ne proviennent pas des racines de ce nerf. VULPIAN par contre a montré que le trijumeau ne les reçoit pas du facial. Il est probable qu'ils proviennent du glosso-pharyngien qui les fournirait à la corde du tympan, non par l'intermédiaire de Wrisberg, bien que ce nerf, ainsi que l'a démontré MATHIAS DUVAL, provînt du noyau d'origine du nerf de la neuvième paire, mais par l'intermédiaire du rameau de Jacobson ou peut-être par le rameau anastomotique du pneumogastrique et du facial. VULPIAN, dans une élégante expérience, faradise la caisse du tympan en introduisant un électrode dans la caisse, un autre sur la muqueuse de la lèvre et obtient une congestion de toutes les muqueuses de la face, généralisée aux deux côtés. LAFONT se rapproche des origines du glosso-pharyngien en plaçant un électrode dans le trou déchiré postérieur, un autre à la périphérie, et obtient des résultats identiques, peut-être dus cependant à la contiguïté du ganglion cervical supérieur et du glosso-pharyngien au trou déchiré postérieur. LEGROS a d'ailleurs montré que le ganglion cervical, très petit chez l'adulte, est intimement lié au glosso-pharyngien.

Quoi qu'il en soit, ces constatations anatomo-physiologiques sont pour nous d'importance secondaire, puisque la plupart de nos œdèmes vaso-moteurs de la face ne dépendent d'aucun territoire nerveux dont ils suivraient la distribution anatomique, ou tout au moins d'aucune lésion anatomo-pathologique. Or, VULPIAN attribuait l'œdème dans la névralgie du trijumeau à des lésions vraies des fibres nerveuses vaso-motrices mêlées aux autres fibres du nerf trijumeau, sous l'influence de phénomènes d'irritation émanés du périoste alvéolo-dentaire et étendus à la joue.

Mais il en est tout autrement en ce qui concerne les *lésions du système nerveux central*.

VULPIAN, à ce point de vue, distinguait un œdème précoce et un œdème tardif, de nature très différente du premier, survenant secondairement au cours des paralysies. L'œdème précoce était dû surtout pour lui à un affaiblissement de l'activité tonique des nerfs vaso-constricteurs, tandis qu'il faisait dépendre surtout l'œdème tardif de l'absence du jeu musculaire, comme adjuvant énergique de la circulation veineuse. L'œdème fut observé dans la myélite aiguë, l'hémorragie et le ramollissement cérébral, les tumeurs encéphaliques; par MAYET, dans les fractures et les caries vertébrales, par VULPIAN, dans la pachyméningite cervicale; par LEVINSKI, dans la paralysie du sympathique cervical, par LEYDEN, dans la méningite cérébro-spinale épidémique et dans l'hématomyélie; par REMACK, dans la syringomyélie; par BAUME, dans la paralysie infantile; par TEISSIER, dans la pachyméningite spinale généralisée; ce dernier signale, dans une observation, la présence d'œdème à la face; et, bien que la malade eût à un moment du gonflement de la main, il faut souligner la prédominance de l'œdème facial, qui persista, pendant plusieurs jours, alors que celui de la main disparut très rapidement.

Dans cette sèche énumération, il faut faire une place à part au tabes. MM. MATHIEU et WEILL, M. PIERRET démontrèrent l'existence d'œdèmes tabétiques distincts de ceux que l'on rencontre au voisinage des jointures atteintes par les arthralgies tabétiques. Ces œdèmes, qui peuvent se présenter à la face ou aux membres, ne furent pour eux qu'une variété de ces troubles vaso-moteurs qu'on avait déjà signalés au cours de cette affection. STRAUSS avait décrit un purpura névropathique des tabétiques; PORTALIS du vitiligo et un zona particulier. On avait noté, dans certains cas, un état ichtyosique de la peau et M. le Professeur OLLIER avait décrit certaines formes d'hyperhyprose limitée et de séborrhée. L'œdème rentrait naturellement dans cette catégorie de faits.

Névroses. — À la face toutefois, l'œdème constitue, dans ces cas, une exception, et il est alors toujours associé à des manifestations de même nature survenant sur d'autres parties du corps. Il n'en est plus de même lorsque celles-ci se produisent au cours des névroses. L'attention fut attirée, sur ce point, par des faits d'un ordre un peu différent, mais relevant de la même cause (LÉCORCHÉ et TALAMON : maladie de PARKINSON. WEIR-MITCHEL, ALLEN-STURGE, SIGERSON, STRAUSS ; erythro-mélalgie) et Germain-Sée faisait une étude des œdèmes névro-vasculaires *a frigore*, sur lesquels nous reviendrons plus loin. Observés, en effet, surtout dans les troupes françaises, en Algérie et en Tunisie, ils ont été rattachés par M. GEISLER, le distingué rapporteur des œdèmes non albuminuriques, au Congrès de Rome, soit aux œdèmes brightiques, soit aux œdèmes angio-neurotiques.

HYSTÉRIE. — L'hystérie possède, on le sait, une affinité très marquée pour les troubles vaso-moteurs. La thèse de WARDE est tout entière consacrée à l'étude de l'œdème hystérique. Voici ce que disait M. GRASSET à ce propos : « Dans l'hystérie, on remarque des oscillations curieuses dans l'état de contraction des muscles vasculaires, oscillations indépendantes du cœur. Tout le monde connaît la facilité avec laquelle la figure rougit ou pâlit chez ces malades.

« A la face, il y a non seulement des alternatives de rougeur et de pâleur, mais quelquefois des ecchymoses, de l'œdème, des éruptions cutanées. Ces phénomènes sont rares et coïncident en général avec l'hyperesthésie. » M. le Professeur TEISSIER a étudié ces faits et en a publié une fort intéressante observation (obs. II).

L'influence du système nerveux central sur la réplétion des vaisseaux de la peau est un fait bien connu de tous et d'observation presque banale. Elle se manifeste en effet presque journellement; il suffit de signaler la rougeur pudique de la face, la rougeur et la pâleur du visage qui accompagnent les émotions violentes. Mais si ces phénomènes sont plus accentués du côté de la figure, ce serait une erreur de croire qu'ils ne se manifestent que là. Un de nos camarades d'école, pianiste distingué, de tempérament assez émotif, voit très nettement ses doigts et ses mains rougir lorsqu'il se sent attentivement observé. La rougeur du visage n'apparaît que quelques instants après, alors que celle des mains a déjà disparu. La roséole pudique sur tout le corps constitue un phénomène analogue.

Mais s'il est vrai que l'on rougit ou pâlit habituellement du visage et que ces phénomènes sont particulièrement accentués chez les hystériques, il n'en demeure pas moins, comme le disait GRASSET, que les œdèmes de la face sont chez eux fort rares et encore sont-ils, dans ce cas, bien souvent associés à des œdèmes du cou, du tronc ou des membres.

Dans une étude consacrée à cette question, dans la *St Pet. med. Woch.* de 1894, HIGIER tend à étendre beaucoup le champ de ces œdèmes hystériques et à y faire rentrer les « œdèmes angioneurotiques aigus ». Nous pensons devoir néanmoins les en distraire. Dans la plupart des observations publiées sous ce dernier titre nous ne relevons aucun stigmate d'hystérie et nous pensons que dans des questions encore très obscures un groupement non justifié risquerait d'augmenter la confusion. Tout ce qu'il est permis d'affirmer dans l'état actuel de nos connaissances, c'est l'identité d'un même mécanisme physiologique mis en œuvre dans des cas fort différents, par des causes très différentes les unes des autres, et réalisant par sa disposition des phénomènes dont les caractères cliniques sont analogues.

ÉPILEPSIE. — Ce qui vient d'être dit de l'hystérie s'applique également à l'épilepsie et nous en rapportons des exemples plus loin. Il n'y a là rien qui doive étonner si l'on veut bien se rappeler la pâleur de la face qui revient dans toutes les formes d'épilepsie quelles qu'elles soient, manifestes ou larvées, et qui témoigne au moins de la participation du système vaso-moteur au syndrome clinique. Mais ici encore il faudra que des influences toxiques, infectieuses ou autres, se surajoutent à l'énorme élévation de la pression artérielle qui, au cours de la crise d'épilepsie elle-même, ne se traduit que par un piqueté hémorragique sur la face, mais pas par de l'œdème.

On note de l'œdème facial parfois au cours de la la maladie de Basedov et de l'œdème des paupières dans la migraine ophtalmoplégique.

Les œdèmes d'origine nerveuse certaine surviennent donc sous des formes extrêmement diverses. Mais quelle que soit cette dernière, il faut insister sur ce fait qu'elle ne constitue pas par elle-même toute la maladie, comme ce sera le cas dans les œdèmes de Quincke. Elle n'est même pas un fait habituel, elle constitue l'exception qui ne concerne que de rares sujets.

M. le professeur POTAIN fait observer alors à ce propos la très grande importance qu'acquièrent les *causes occasionnelles*, et celles-ci sont extrêmement variables. Tantôt ce sont des maladies aiguës et cela ne doit pas surprendre puisque GUBLER signalait déjà des phénomènes vaso-moteurs à la face au cours de ces dernières. Il en donnait comme exemple la rougeur des pommettes dans la pneumonie. Il signalait qu'elle se produisait surtout du côté correspondant au poumon atteint et il l'attribuait à une suspension de l'action tonique du centre vaso-moteur. LECLERC DE SAINT-LÔ a publié une épidémie de 17 cas d'œdème survenus à l'École apostolique au cours d'une épidémie grippale. M. le professeur Teissier possède des observations analogues. Baske vit apparaître l'œdème chez sa malade après une attaque d'influenza, alors que d'autres l'ont vu survenir après la coqueluche ou la rougeole, frapper les joues, le nez, les mains, persister pendant des temps très variables, apparaître puis disparaître pour ne plus revenir, ou présenter encore des rechutes avant d'abandonner définitivement le malade. Tantôt ce sont des émotions vives, des affections ovariennes, surtout la menstruation qui ont été les causes dont nous parlions. « Pendant la période menstruelle, certaines femmes pâlissent, tandis que d'autres ont une apparence un peu plus floride. Elle a donc une influence considérable sur la vaso-motricité et cette influence peut aller jusqu'à la production de l'œdème. *J'ai observé une femme qui, au moment de ses règles, présentait une bouffissure considérable de la face. C'était une nerveuse et une arthritique. J'insiste sur ce point. L'arthritisme est une cause prédisposante de ces œdèmes importante à noter. La plupart des sujets qui présentent des œdèmes nerveux sont des arthritiques, des rhumatisants, surtout ce sont des hérédilaires de goutteux.* » (Potain, Cl. Charité, 1897.)

L'étude de ces œdèmes fera l'objet du chapitre suivant.

Pour résumer les quelques lignes qui précèdent nous dirons que l'œdème en général, celui de la face en particulier, peut atteindre un sujet névropathe, comme manifestation exclusivement nerveuse. Nous ajouterons qu'il présente alors des caractères aigus, souvent intermittents, qu'il apparaît d'une manière purement individuelle, sans lésion d'aucun des organes habituellement producteurs d'œdème, tels que le cœur, le rein, le poumon.

L'observation suivante due à WASSILIEF en est un exemple à la face, manifestement provoqué par un trouble de l'innervation vasculaire, qui de cette région s'est étendu aux vaisseaux cérébraux, produisant à des degrés variables le syndrome de compressions partielles, partant de la céphalée pour aboutir à la véritable épilepsie jacksonienne.

Observation I. — *Un cas d'œdème intermittent de la face compliqué d'épilepsie jacksonienne, 1896. M. F,-V, Wassilief.*

Jeune Cosaque d'une bonne santé habituelle, mais ayant souffert de quelques accès palustres et issu de souche névropathique avait été la victime de deux accidents. Il était tombé sous une roue de voiture et avait ensuite failli se noyer sous la glace d'une rivière qu'il traversait. Apparemment il n'en était rien résulté. Quelques mois après, sans cause aucune, il voit sa face s'œdématier et ressent en même temps de violents maux de tête. L'œdème et la céphalée se maintiennent quelques jours et disparaissent. Or, un mois après, en pleine santé, nouvel accès qui, lui aussi, guérit. A cette époque, le Cosaque est forcé de changer de régiment et de ce fait abandonne sa famille ; il en éprouve un chagrin profond et parallèlement les crises d'œdème se multiplient, les intervalles se rapprochent si bien, qu'à la fin le malade ne reste plus qu'un ou deux jours bien portant. Chaque fois le cycle de l'œdème, depuis l'instant de son apparition jusqu'à celui de sa disparition, était de six jours environ. C'est à ce moment qu'il entre à l'hôpital militaire. A l'examen on constate un œdème dur de toute la face, boursouflant les joues et les paupières jusqu'à produire l'occlusion complète des yeux. Il n'y a localement ni douleur ni anesthésie ; d'autre part, l'état général est bon.

n'y a aucun phénomène du côté du cœur, des reins, des poumons ; le sang est normal, de même l'appareil nerveux, réflexes, pupilles, etc. Cet œdème disparut en quatre jours sans laisser de traces et avec lui progressivement la céphalée. Mais deux jours après nouvel accès et ainsi de suite pendant plus d'un mois. A ce moment subitement l'apparition de l'œdème coïncide avec de graves phénomènes nerveux ; dès le début de l'œdème, le malade tombe, perd connaissance, se trouve pris d'une véritable crise d'épilepsie jacksonienne, avec déviation de la face et des yeux, secousses toniques et cloniques des membres, paralysie partielle des bras, vomissements, etc. Les crises se produisirent à trois reprises et chaque fois cessèrent parallèlement à l'œdème.

Après la troisième, le malade se sentit mieux et, de fait, les accès d'œdème s'espacèrent, sans plus présenter de symptômes nerveux et en quelques mois le Cosaque sortait guéri. Le traitement avait surtout consisté en bromure.

Observation II. — *Œdème épileptique*, M. le professeur Teissier.

R..., épileptique. Vingt et un ans. Entré au Perron le 17 septembre 1882. Pas d'antécédents héréditaires ou personnels. Depuis l'enfance, crises épileptiques, rares comme fréquence ; intelligence très faible se rapprochant de l'idiotisme. Dans le courant de septembre 1884, le malade est pris brusquement de fatigue généralisée, de brisements musculaires avec anasarque, bouffissure de la face et des paupières, œdème des membres, gardant mal l'empreinte du doigt.

Rien au cœur. Rien dans les urines.

Traitement : Poudre de Dover.

En huit jours, résolution complète ; rien depuis.

Observation III. — Lacker (traduite). *Œdème de la face après sommeil hypnotique.*

Eulalie P., âgée de quarante-cinq ans est une femme grande et élancée. Son teint est pâle, sa mine souffrante, son regard et sa voix trahissent déjà un tempérament très nerveux. N'a jamais été malade sauf deux attaques de rhumatisme articulaire aigu.

Les règles ont disparu depuis janvier 1885.

Depuis 1870 elle est sujette à des crises qu'il faut croire être des crises épileptiques d'après la description qu'elle en donne. Après une courte sensation d'aura, elle pousse un cri, ne peut plus se tenir droite et tombe toujours à la renverse en perdant immédiatement connaissance. L'attaque dure en général quelques minutes et laisse après elle un sentiment durable de lassitude. Ces attaques paraissent avoir été très fréquentes jadis jusqu'à deux à trois fois par semaine. Elles sont plus rares maintenan et disparaissent parfois pendant plusieurs mois. Si la malade a eu un sujet d'émotion, la fréquence des attaques augmente. Et elle a eu pas mal d'ennuis dans sa famille. Elle a perdu un frère, puis une sœur, qui est morte folle au Mexique parce qu'on l'avait séparée de son amant. Au reçu de la lettre qui contenait cette dernière nouvelle elle a perdu connaissance pendant assez longtemps. Le 28 janvier 1885, elle a perdu sa mère. Elle a tout le complexus symptomatique d'une neurasthénique, très impresionnable et mélancolique.

La mort de sa mère l'a si fortement secouée, qu'elle perdit même ses forces et se fit recevoir à l'hôpital où je la vis pour la première fois et où je la reconnus un excellent sujet pour des expériences que j'avais en vue.

J'endormis la malade en passant mes mains à plusieurs reprises du sommet de la tête, en passant par les tempes jusqu'à la clavicule.

Elle s'endormit environ au bout de cinq minutes et le sommeil dans les cinq minutes qui suivirent devint de plus en plus profond. Au début du sommeil on la faisait tressaillir en lui adressant la parole, mais sans la réveiller. Plus tard apparut aux extrémités un tremblement à grandes oscillations.

Le pouls était fréquent et plein. Les réflexes tendineux exagérés.

Nouvelle expérience le lendemain. Hypnose en trois minutes. Je tentai d'amener alors la malade aux stades de somnambu-

lisme et de catalepsie, mais sans y parvenir. Rien de particulier
ou d'extraordinaire à signaler.

Les deux fois on réveilla la malade en l'appelant par son nom
et en la secouant légèrement. Elle se souvient à peine qu'on lui
ait parlé.

Je m'assis en face de la malade pour lui adresser quelques
questions, et un de mes collègues et moi nous aperçûmes alors
l'expression bizarre qu'avait la physionomie de notre sujet. Nous
l'examinâmes avec plus de soin et nous conclûmes à l'existence
d'un œdème qui augmenta de plus en plus dans la demi-heure
qui suivit. Il partait des paupières et s'étendait au-dessus des
joues. Au bout d'une heure, lorsque l'œdème eut atteint son
maximum, la malade avait au-dessous des yeux de véritables
poches œdémateuses.

Elle se sentit un peu fatiguée. La séance avait eu lieu à
5 heures. On put voir l'œdème de la face persister toute la
soirée, mais le lendemain au réveil il avait disparu. Lorsque le
sujet fut rendu attentif sur ce qu'il présentait à la face, il s'en
rendit compte lui-même et affirma n'avoir jamais rien présenté
de semblable.

Léger souffle systolique et rien autre à l'examen des organes.

L'auteur pose le diagnostic entre un trouble dont
l'origine serait dans la circulation cérébrale et un
trouble d'origine vaso-motrice. Il n'attache aucune
espèce d'importance aux manœuvres qui ont servi à
endormir la malade.

Widovitz qui cite ce cas dans les *Archiv für Kindh.*
dans une étude consacrée spécialement aux œdèmes
vaso-moteurs, le rattache nettement à ces derniers.

Observation IV. — *Œdème hystérique* (in thèse Fabre).

Femme hystérique affirmée. Œdème de la peau, dur, peu

abondant, apparaissant comme un faux embonpoint au visage, aux mains, sur divers points des membres. Le phénomène s'est reproduit plusieurs fois par périodes, dont les unes ne duraient que quelques jours et les autres se prolongeaient davantage. La malade recevait alors sur sa bonne mine des compliments qu'elle acceptait avec d'autant plus de mauvaise grâce qu'elle disait éprouver de cet embonpoint simulé une gêne douloureuse et hors de proportion avec la bouffissure constatée. C'est que sans doute à ce trouble vaso-moteur se joignaient des troubles de sensibilité.

CHAPITRE II

ŒDÈMES RHUMATISMAUX ET SYPHILITIQUES

Nous réunissons pour la commodité de notre étude
le rhumatisme et la syphilis dans un même chapitre,
parce qu'on a cru devoir attribuer à une même cause
les manifestations œdémateuses qui se rencontrent au
cours de ces deux affections. Pou. l'une comme pour
l'autre, en effet, on a émis presque à la même époque
la même hypothèse : l'action de la toxine rhumatismale
pour Widal, l'action de la toxine syphilitique pour
Tschirkoff impressionneraient en partie le centre vaso-
moteur.

Rhumatisme. — Lorsqu'on aborde l'étude des
œdèmes rhumatismaux, on est frappé par la confusion
qui résulte des éléments un peu disparates qui ont été
apportés à leur étude. On a publié nombre d'observations où des œdèmes, soit généralisés, soit partiels,
ont été décrits comme manifestations de la maladie
chez des rhumatisants, alors que certaines d'entre elles
appartenaient incontestablement à l'histoire des œdèmes
hystériques ou des œdèmes aigus de Quincke. « On
a pris l'habitude, dit M. Widal, de considérer trop
facilement, comme de nature rhumatismale, tout

œdème sous-cutané, généralisé ou partiel, ne faisant pas sa preuve, c'est-à-dire n'étant pas imputable à l'une de ses causes ordinaires : cardiopathie, mal de Bright, compression mécanique, etc. Aussi la tâche est-elle difficile pour le nosographe qui veut mettre de l'ordre dans la classification de ces œdèmes dits rhumatismaux. Notre but est seulement d'attirer l'attention sur leur existence à la face, après avoir exposé brièvement leur histoire et les circonstances dans lesquelles on les observe.

Le mot de rhumatisme signifie étymologiquement déplacement d'humeur, et si l'on pense qu'à travers toute son histoire on conserve encore aujourd'hui avec Lancereaux la notion d'une maladie vaso-trophique, rien d'étonnant à ce que le tissu cellulaire puisse être touché par lui. Il l'est même presque toujours, comme en témoigne l'œdème rouge qui entoure habituellement les jointures malades. D'ailleurs, « l'œdème accompagne fréquemment les arthropathies de quelque nature qu'elles soient. On sait aussi que l'œdème est souvent d'origine nerveuse. Dans ces conditions, l'arthropathie et l'œdème sont des équivalents symptomatiques. On a même le droit de se demander si l'œdème n'est pas le fond commun de ces déterminations différentes » (Mathieu et Weil). Quoi qu'il en soit, il y a là des manifestations fort différentes les unes des autres, et dans lesquelles il importe de bien distinguer l'œdème rhumatismal essentiel.

Historique. — Les auteurs qui se sont occupés de la question sont presque tous des Français, comme ceux qui ont étudié celle des œdèmes angioneurotiques sont presque tous des Allemands. Bouillaud avait vu le premier ces œdèmes rhumatismaux et, à cette époque, il en avait fait le résultat d'une lésion rénale. Monneret, dans son *Traité de pathologie*, parle « du rhumatisme du tissu cellulaire général », et Ferrand, dans sa thèse parue en 1862, adopte les idées de Monneret. Mais c'est dans la thèse de Fernet, parue en 1865, qu'on trouve publiées les deux premières observations de rhumatisme du tissu cellulaire. Lelong, en 1869, à propos d'un œdème survenu à la suite d'une phlébite, en discute le diagnostic.

Mais les travaux les plus importants sur la question sont ceux entrepris par Kirmisson, en 1876, sous l'inspiration du professeur Guyon; la thèse importante de Davaine, 1879 : l'article de Comby, dans le *Progrès médical* de 1880, les thèses de Testelin, en 1884; de Colleville, en 1885; de Chuffart, pour l'agrégation, en 1886.

Formes. — De toutes ces études, on peut extraire les formes d'œdèmes suivantes : « 1° *Les œdèmes qui accompagnent les arthropathies; 2° le pseudo-phlegmon de Kirmisson et Guyon; 3° les œdèmes diffus, mous, élastiques, mobiles, fugaces; 4° l'œdème limité ou nodosité rhumatismale éphémère de Féréol-Meynet; 5° le pseudo-lipome sus-claviculaire de Verneuil et Potain.*

Ce dernier avait été rattaché à tort par Verneuil à la glycosurie, qui ne s'était pas rendu compte alors que le diabète n'était intervenu qu'à titre de maladie arthritique. Dès 1882, Potain avait montré leur relation avec les œdèmes vaso-moteurs, qui peuvent se transformer en pseudo-lipomes. L'infiltration séreuse serait le travail initial qui préparerait et provoquerait l'accumulation de la graisse et des cellules adipeuses, et Chuffart voyait dans l'œdème circonscrit dépressible, l'œdème circonscrit non dépressible, le lipome vrai trois degrés d'évolution d'une seule et même tumeur : l'action vaso-trophique du rhumatisme amène la dystrophie adipeuse. Puis, d'autres sont venus, qui, comme M. Bucquoy, allant plus loin, ont considéré ces lipomes comme étant d'origine nerveuse plus immédiate, comme étant dus non plus à de l'œdème du tissu cellulaire, mais à de l'œdème de la cellule elle-même.

Nous les écarterons donc ainsi que les nodosités rhumatismales éphémères de Féréol. Celles-ci, depuis leur découverte en 1886, ont donné lieu à de nombreuses discussions, dont il semble résulter qu'elles ne possèdent de l'œdème que le caractère éphémère, mais que leur structure représente un stade initial d'organisation de tissu embryonnaire. Leur siège de prédilection est le front, mais elle peuvent siéger partout. C'est encore en raison de son siège que nous passerons sous silence l'œdème qui accompagne les arthropathies. Nous restons donc en présence des deux formes d'œdème rhumatismal qui peuvent intéresser la face, *le pseudo-phlegmon et l'œdème diffus.* Et on en compte les observations.

Le pseudo-phlegmon rhumatismal, dont nous rapportons une observation à la face, appartiendrait pour

M. Vidal à l'histoire des pseudo-rhumatismes. Mais faisant comme lui, d'ailleurs, nous nous conformerons à l'usage en donnant ici sa description. Le terme même qui sert à le désigner indique déjà son aspect. Il fait de suite penser à la suppuration, d'autant plus que dans un cinquième des cas, il survient à la face dorsale de la main ou au voisinage d'une jointure malade. En outre, la douleur est violente. Mais, contrastant avec ces phénomènes, on sent peu de fluctuation, parce que la sérosité est emprisonnée dans les mailles du tissu conjonctif, l'engorgement ganglionnaire fait défaut, la fièvre et le frisson manquent. L'économie, dans son ensemble, est donc peu influencée, et nous reconnaissons bien là le caractère de la fluxion œdémateuse d'origine rhumatismale, à l'absence aussi complète de phénomènes généraux, en face d'un état local d'apparence aussi grave, et encore à l'absence de causes qui militent en faveur d'une région du tissu cellulaire plutôt que d'une autre. Enfin, si poussé cependant à faire opérer le malade on l'envoie à un chirurgien, l'incision ne donne issue qu'à un liquide œdémateux et pas une goutte de pus. En outre, elle ne soulage nullement si la phase aiguë du processus n'est pas terminée et l'œdème persistera plus ou moins longtemps encore après l'intervention.

L'ŒDÈME RHUMATISMAL BLANC qu'on qualifie plus volontiers d'essentiel se présente avec des caractères bien différents. Brusquement, au cours d'une attaque de polyarthrite, il fait son apparition. S'il peut être parfois précédé de douleurs dans la région qui va être tuméfiée, si même ces douleurs peuvent acquérir une certaine intensité, ce n'est pas la règle et, en tout cas, le malade ne ressent aucune douleur dans la partie atteinte par l'œdème, lorsque celui-ci est installé. Tantôt il survient d'emblée avec tout son développement, tantôt il procède par poussées successives. Il est blanc, plus ou moins dur, plus ou moins résistant à la pression du doigt, dont il peut conserver l'empreinte quelques instants, plus ou moins élastique. La tuméfaction peut être limitée brusquement par un bourrelet ou, au contraire, se confondre insensiblement avec les régions voisines. Elle peut rester localisée à la face, à la main à un membre ou, au contraire, présenter plus fréquemment ce caractère erratique, que l'on retrouve dans tous les œdèmes vaso-moteurs quels qu'ils soient, qui les fait changer de région, quitter un endroit pour se porter très loin à une autre place, pour reparaître parfois le lendemain ou le surlendemain à celle qu'ils viennent de quitter. Si donc cet œdème blanc se rapproche de l'œdème pseudophlegmoneux rhumatismal par son caractère erratique, son invasion brusque, sa marche aiguë, il s'en distingue cependant nettement par l'absence de douleurs à la pression, l'absence de toute rougeur, le maintien à l'état normal de la température locale.

Tous deux peuvent se rencontrer à la face avec ces caractères propres que nous venons d'énumérer. Bien que fort rare, le pseudo-phlegmon rhumatismal à la face méritait cependant d'être signalé. L'extrême gravité du phlegmon vrai dans cette région, l'inquiétude très grande qu'il fait naître dans l'entourage du malade rendent nécessaire de bien connaître ce pseudo-phlegmon. Le diagnostic sera toujours extrêmement délicat et difficile et l'on enverra presque toujours ces malades lorsqu'ils se présenteront à l'hôpital, dans des services de chirurgie, comme ce fut le cas dans l'observation que nous rapportons. Quant à l'œdème rhumatismal dit essentiel, il peut se rencontrer à la face comme il peut apparaître ailleurs, localisation simplement particulière d'un symptôme qui relève d'une cause générale. Nous ne pouvons dire à ce sujet que ce qu'il faudrait répéter à propos de chacun des œdèmes vaso-moteurs lorsqu'ils envahissent la face : la limitation particulière à certaines zones, la tendance à se circonscrire en envahissant une région à l'exclusion de la voisine, n'est que la manifestation de l'influence névropathique qui domine l'affection quelle que soit d'ailleurs la cause première et le terrain sur lequel elle évolue. Dire qu'aucune disposition anatomique ne commande la localisation à la face serait certainement vouloir augmenter encore le caractère bizarre que présentent toujours ces troubles. Outre la laxité particulière du tissu cellulaire dans cette région et sa richesse en lymphatiques, il est certain que chez les rhumatisants il existe des territoires nerveux particulièrement irritables et dont la vaso-motricité réagit avec une grande intensité. Chaque fois, donc qu'en clinique se présentera une de ces causes qui chez les arthritiques sont susceptibles de modifier l'activité vaso-motrice d'un territoire nerveux, soit en l'anéantissant soit en la surexcitant, l'œdème pourra survenir et rester même plus ou moins en relation avec la cause qui l'a fait naître. La face, de par sa physiologie, se trouve en relation étroite avec ces causes productrices d'œdème.

ÉTIOLOGIE ET PATHOGÉNIE. — *Les causes*, dit Potain, qui préparent l'économie aux manifestations rhumatismales peuvent se grouper sous deux chefs principaux : ce sont le froid et l'humidité d'une part, la fatigue et le surmenage d'autre part. La première catégorie de ces causes a une influence locale certaine sur une région sans cesse exposée et découverte, non garantie par des vêtements, comme le sont les autres parties du corps, sauf les mains qui, de fait, sont elles aussi une des régions que les œdèmes vaso-moteurs de toutes sortes envahissent le plus volontiers. Quant à la seconde, elle met en jeu cette activité vaso-motrice dont nous parlions. Mais *par quel mécanisme ?* C'est ce qu'il est encore difficile de préciser, et l'on ne peut faire qu'une hypothèse, bien conforme cependant avec la variabilité des localisations, celle d'une atteinte du centre vaso-moteur lui-même par la toxine rhumatismale. Peut-être cette dernière n'est-elle pas d'origine microbienne ? Peut-être est-elle produite par l'économie elle-même ?

On sait toute l'importance que présente chez les rhumatisants l'intégrité des fonctions cutanées. Il est possible que, sous l'influence d'une cause locale, celles-ci se trouvent subitement inhibées et n'éliminent plus alors des déchets toxiques, dont l'action se manifesterait entre autres, sur le sympathique, pour réaliser les conditions pathogéniques de l'œdème. Il se passerait, croyons-nous, quelque chose d'analogue à ce qui survient dans les lésions du rein, qui s'accompagnent d'œdèmes précoces avant toute perturbation mécanique d'origine cardiaque ou vasculaire, par le fait de produits toxiques retenus dans l'organisme et qui, normalement, devraient être éliminés.

Dans le rhumatisme, et cette explication pourra s'adapter dans une certaine mesure à la syphilis, sous l'influence des toxines, peut-être cependant aussi sous une influence parasitaire, il se produira une leucocytolyse. Les substances ainsi mises en liberté, altéreront les conditions de filtration et de diffusion du plasma et contribueront ainsi à la production, des liquides des tissus et de l'œdème. Quant aux troubles trophiques, modifiant la nutrition des tissus et des parois artérielles, sur l'importance desquels Théaulon, dans sa thèse, insiste avec tant de raison, ils se produiraient par voie réflexe dans le tissu cellulaire, tout comme ils se manifestent dans les articulations. La dyscrasie acide invoquée par Bouchard, le vice nerveux héréditaire, invoqué par Lancereaux, favoriseraient ces troubles trophiques.

En outre, les diverses fibres nerveuses qui se mettent en rapports plus ou moins directs avec les éléments vivants des tissus, motrices, sensitives, sympathiques, et qui leur transmettent l'influence trophique des centres nerveux, peuvent être par voie réflexe excitées de telle façon que les phénomènes de nutrition intime soient modifiés dans les tissus auxquels elles se distribuent. Il en résultera, tantôt une inflammation vraie, un véritable phlegmon, s'il s'y surajoute le germe infectieux nécessaire, tantôt en son absence une inflammation avortée, un pseudo-phlegmon.

Quelle que soit la valeur de notre manière de voir, préciser davantage le mode pathogénique par lequel se produit l'œdème rhumatismal et qui peut amener sa localisation à la face est encore impossible, ou tout au moins aussi difficile que de donner une explication pleinement satisfaisante pour toutes les manifestations rhumatismales, depuis « l'érysipèle rhumatismal » de Perroud, jusqu'aux arthrites d'observation si courante.

On trouve signalées de ci, de là, dans les auteurs des observations d'œdème rhumatismal de la face ou des autres régions qui s'accompagnent d'olygurie, de crises gastriques ou intestinales, de dysphagie, de dyspnée. Nous pensons qu'elles appartiendraient plutôt au chapitre suivant, où nous verrons l'œdème apparaître à la face, au milieu de cet appareil symptomatique, comme un symptôme lui-même d'un tableau cliniquement si bien déterminé aujourd'hui, qu'il a permis de créer une nouvelle maladie « la névrose paroxystique héréditaire du plexus rénal ». Mais cette erreur puisque, d'après nous, erreur il y a, est de celles qui s'expliquent et se justifient même jusqu'à un certain point. Les œdèmes névropathiques essentiels étaient à peine connus à l'époque où parurent ces observations.

Il y a plus : *névropathie et arthritisme sont loin d'être des entités morbides inconciliables. Nombreux sont les auteurs qui font aujourd'hui de l'arthritisme, une manifestation particulière de certaines constitutions névropathiques (neuro-arthritisme).*

Syphilis. — Si l'étude du rhumatisme nous fournit de remarquables exemples d'œdème d'origine nerveuse, qui nous ont permis, malgré la confusion qui a régné sur cette question jusqu'à ces dernières années, d'en tracer un tableau à peu près net, il est une autre maladie, la syphilis, au sujet de laquelle, ce point particulier vient à peine d'être abordé. Nous pensons qu'en la rapprochant du rhumatisme nous attirerons davantage sur elle l'attention. D'ailleurs, une même hypothèse ayant été faite par deux auteurs différents pour expliquer ces œdèmes si analogues, ce rapprochement nous paraît légitime. Il a été fait par M. le professeur Teissier, dans une clinique de l'Hôtel-Dieu, en 1898, lorsqu'il affirmait et s'efforçait de démontrer que la syphilis et le rhumatisme étaient les causes les plus fréquentes des œdèmes lymphatiques.

HISTORIQUE. — Pour mettre en face de l'œdème rhumatismal essentiel, l'œdème syphilitique essentiel, il ne faut considérer comme tel que l'infiltration séreuse qui survient dans le tissu conjonctif d'un syphilitique avéré, exempt de lésions cardiaques rénales ou hépatiques, n'ayant jamais eu d'attaques de rhumatisme et indemne de tares névropathiques initiales.

L'histoire en est très courte : Hutchinson en 1876, Tschirkof, professeur de clinique à la Faculté de Kiev, en 1891 puis en 1895, et M. le professeur Teissier, dans une thèse inspirée au Dr Fusier, sont les seuls auteurs qui en aient fait une étude.

FORMES. — On distingue deux espèces d'œdème

syphilitique : un œdème syphilitique généralisé et un œdème syphilitique localisé ; l'une et l'autre variété peuvent envahir la face. Rien, d'ailleurs, ne diffère dans leur essence même et nous avons là, une fois de plus, la confirmation de ce fait que, si les atteintes toxiques que subit le système vaso-moteur peuvent se manifester par des troubles qui envahissent tout l'organisme, y compris la face, les causes et les affinités spéciales qui se manifestent dans une région déterminée peuvent en localiser les effets, à la face, donc par exemple. Par contre, on le rencontre à toutes les périodes, l'état primaire une fois disparu. Mais il faut éviter de confondre avec lui certains œdèmes, de la face en particulier, qui accompagnent les infiltrations diffuses néoplasiques, secondo-tertiaires ou tertiaires, comme dans le léontiasis syphilitique, où il est suffisamment justifié par le voisinage des lésions papulo-tuberculeuses, ou tuberculo-ulcéreuses propres à cette affection. L'œdème syphilitique généralisé présente le tableau complet de l'anasarque et peut envahir la face au même titre que lui. Toutes les observations publiées en appartiennent à Tschirkof. L'œdème syphilitique localisé nous intéresse un peu plus, car nous-mêmes en avons observé un exemple à la face passé à l'état chronique. Toutefois, il siège de préférence aux membres. Son début est insidieux, absolument indolore, et il ne cause par sa présence, comme la majorité des œdèmes vaso-moteurs, qu'une sensation de gêne et de tension. Il est plus ou moins dur, plus ou moins résistant et dépressible à la pression du doigt. La peau conserve, à son niveau, son aspect et sa couleur normaux.

ÉTIOLOGIE. — Parmi les circonstances étiologiques nous retrouvons encore le refroidissement, surtout en ce qui concerne la face. Mais s'il peut avoir la valeur d'une cause occasionnelle, il faut se garder de lui attribuer celle que lui donnent les malades qui se rattachent toujours plus volontiers à une hypothèse de ce genre qu'ils préfèrent à celle d'une lésion causée par leur syphilis qu'ils cherchent à oublier ou à faire oublier, et Tschirkof dit d'une façon fort pittoresque, que les personnes qui se noyaient dans une mer froide ou que celles qui avaient été gelées, pendant l'hiver, en voyage, et avaient été ensuite rappelées à la vie, ne souffraient point de pareils œdèmes.

PATHOGÉNIE. — Ce ne sont pas, en effet, des causes locales qui nous éclaireront sur la pathogénie de cet œdème.

Les trois points que nous proposons d'examiner sont les suivants :

1° L'œdème syphilitique généralisé ou localisé est un œdème lymphatique ;

2° L'œdème syphilitique lymphatique peut être un œdème d'origine vaso-motrice ;

3° Il est probable que cet œdème syphilitique lymphatique dépend d'une irritation toxique du centre vaso-moteur.

1° Le premier de ces trois points est aujourd'hui bien acquis, grâce aux publications de Hutschinson et Gravirowski, de Teissier. Ils ont été amenés à cette conclusion par l'histoire tout entière des œdèmes lymphatiques. Virchov, Rigler, Cornil, M. le professeur Renaut, dans sa thèse de 1874 et dans ses communications ultérieures. Boddaert, dans une série d'expériences comparatives entre l'œdème veineux et l'œdème lymphatique, ont fourni les premiers éléments. Puis est venue la clinique qui a montré toutes les lésions que la syphilis produit sur le système lymphatique, toutes les variétés de ces lymphopathies syphilitiques, depuis les manifestations ganglionnaires constantes jusqu'à l'œdème, distinct de ces hypertrophies, qui est rare, l'aire une description plus complète de cet œdème lymphatique syphilitique nous entraînerait au delà de notre sujet.

2º La découverte des muscles lisses et des nerfs dans les vaisseaux blancs nous permet, d'abord, le second point. D'ailleurs, M. le professeur Lépine pense qu'il ne serait pas irrationnel d'admettre une participation du système nerveux dans certains cas d'œdèmes d'origine lymphatique, dont l'effet serait de faire subir des modifications telles au calibre des vaisseaux blancs qu'ils deviendraient eux-mêmes un véritable obstacle à la libre circulation de la lymphe. Il existe dans la syphilis bien des raisons de croire que c'est là le vrai mécanisme de l'œdème qu'elle produit. *Le virus syphilitique ne porte pas indifféremment son action sur tous les tissus ;* primitivement, du moins, ses lésions ont pour siège exclusif le vaste réseau de substance conjonctive qui enlace le corps entier, double en si grande abondance les enveloppes cutanées et muqueuses. Grâce aux travaux de Remack qui nous ont appris la genèse distincte de cette substance conjonctive, nous pouvons donc dire que la syphilis est une maladie spéciale au feuillet moyen du blastoderme et au feuillet conjonctivo-vasculaire (Jullien). Il y a donc, au cours de la syphilis, des altérations des vaisseaux de toutes catégories qui peuvent et ne doivent pas être, il est vrai, suffisantes pour expliquer l'œdème, mais qui sont incontestablement de nature à préparer un terrain favorable aux influences qui viendront agir sur lui pour provoquer des troubles osmotiques. Quel va être maintenant le rôle du système nerveux qui préside à ces influences. « Dans bien des circonstances, sans doute, disent MM. Teissier et Lecreux, le système nerveux joue un rôle considérable, dans la production des anasarques, tout au moins comme intermédiaire entre l'agent pathogène initial, les tissus et les vaisseaux. »

Or, au cours de la syphilis, dès sa période secondaire, on peut affirmer que le système nerveux est touché par le virus syphilitique d'une façon efficace. On note presque dès le début une lassitude spéciale, de la faiblesse, des troubles de la vue légers ou graves, tels que des dilatations pupillaires, des amblyopies, des troubles du côté de l'ouïe, de l'otalgie et des bourdonnements, une insomnie que rien ne justifie ailleurs. On connaît les céphalées, les alopécies du début, la grande perturbation psychique que l'on observe alors et qui réveille souvent des névroses latentes ou exaspère des psychoses qui existaient déjà. — On note enfin des phénomènes mieux localisés, des troubles de la sensibilité qui est exaltée ou diminuée, voire même des névrites, des paralysies et ces sueurs locales décrites à la période secondaire par Diday, Fournier et De Sinéty. Nous pensons donc qu'il faut rapprocher étroitement ces troubles du côté des vaisseaux, qui jouent le rôle de cause prédisposante, de ceux qu'on observe du côté du système nerveux qui joue le rôle de cause déterminante et faire de l'œdème syphilitique un œdème vaso-moteur.

3° Mais si des lésions vaso-motrices sont responsables de l'œdème syphilitique, seule une affection du centre vaso-moteur permet d'expliquer l'œdème général. Pour des raisons que nous avons bien des fois énumérées, cette hypothèse est également excellente pour expliquer les œdèmes partiels et en particulier ceux qui peuvent envahir la face. C'est celle à laquelle s'est arrêté Tschirkof. Il la justifie par l'étude de ce qui se passe à ce propos dans les maladies infectieuses, dont les toxines peuvent causer dans le centre vaso-moteur des modifications analogues à celles qui se rencontrent dans les paralysies diphtéritiques par exemple. Et, hélas, point de traitement spécifique, pour celles-ci. Si l'œdème est généralisé sans albuminurie, peut-être les vaisseaux lymphatiques dont le pouvoir absorbant est très faible ne sont-ils pas responsables de tout le mal. Il est probable que le spasme vaso-moteur émanant du centre même de l'appareil ne se cantonne pas aux seuls vaisseaux blancs, qu'il retentit également sur les veines, surtout sur les plus petites, ou qu'il produit au contraire des paralysies de ces dernières qui rendront le phénomène plus durable et diminueront ou anéantiront plus ou moins longtemps leur faculté absorbante en augmentant considérablement la pression. Localement la dilatation proportionnelle qui en résultera comprimera dans leur voisinage les vaisseaux lymphatiques.

réalisant ainsi par cette voie quelque peu détournée, les conditions mécaniques qui suppléeront à l'insuffisance de leur contraction pour rendre plus difficile le cours de la lymphe et provoquer l'œdème lymphatique.

En résumé l'œdème syphilitique, comme l'œdème rhumatismal, est bien un œdème lymphatique, sans qu'il soit nécessaire de prouver davantage l'existence de ce dernier. Mais nous voulons encore insister sur la *parenté des œdèmes rhumatismaux et syphilitiques*. M. le Professeur TEISSIER, dans une clinique de l'Hôtel-Dieu, déjà citée, insistait sur quatre caractères cliniques communs et constants dans toutes ces manifestations œdémateuses : 1° *La limitation*; 2° *la dureté*; 3° *le début brusque*; 4° *la disparition rapide*, et sur une pathogénie univoque ; 1° *trouble vaso-moteur*; 2° *intoxication*. Il indiquait aussi que ces œdèmes lymphatiques pouvaient passer à l'état chronique, mais qu'on retrouverait toujours néanmoins : 1° La brusquerie du début; 2° la limitation ; 3° la rénitence. « Ils (ces œdèmes) sont au rhumatisme chronique ce que l'œdème aigu est à l'infection aiguë. C'est vous dire que je penche vers l'origine névro-vaso-motrice de ces œdèmes. La douleur prémonitoire de l'épanchement exsudatif semble le prouver. La participation du système nerveux n'est pas douteuse. Peut-être s'agit-il d'une répercussion de l'action toxique sur le nerf. »

La face constituera encore un lieu de moindre résistance, s'il n'intervient ailleurs des conditions, qui feront d'une autre région un terrain préparé à l'œdème. C'est toujours le territoire vaso-moteur sensible par excellence, mais c'est de plus ici le territoire riche en lymphatiques qui doit payer son tribut aux œdèmes qui s'y rattachent. Elle sera alors envahie d'une façon particulièrement intense par ces œdèmes généralisés à tout le système ou, au contraire, elle pourra être seule frappée par l'œdème lymphatique syphilitique parce qu'elle seule aura réalisé des conditions suffisantes pour permettre au phénomène d'évoluer. Nous ne devons pas donner ici l'anatomie du système lymphatique de la face et montrer quelle est son ampleur. Mais nous voudrions en donner une idée à l'aide d'une observation clinique. En 1898, Hallopeau présentait à la Société française de dermatologie une malade qui était atteinte d'une déformation vraiment monstrueuse de la face. Le front, les paupières, le nez, les joues, les lèvres, les oreilles mêmes, en un mot la face tout entière présentait un énorme boursouflement qui donnait à l'ensemble un aspect hideux. C'était le système lymphatique qui avait réalisé ces déformations. Le diagnostic était difficile. Il fut établi grâce à l'énorme volume de la rate, aux hypertrophies ganglionnaires, à l'examen du sang, etc. C'était une lymphadénie qui avait provoqué cette lymphodermie considérable, à la faveur du riche réseau lymphatique de la face, sur lequel nous n'insisterons pas autrement.

Observation V. — Jamieson, *Edimb. med. Journal*, 1883.

Mme X..., vieille dame âgée de soixante ans, gouvernante à la campagne. Aucune maladie antérieure.

Il y a sept ans, sans cause extérieure particulière, elle a été prise de douleurs rhumatismales dans la nuque et dans l'épaule.

Depuis, ces douleurs se sont répétées fréquemment, mais les parties malades étaient à chaque attaque peu gonflées et celles-ci disparaissaient assez rapidement.

Bientôt les douleurs se localisèrent à droite dans l'articulation du poignet. L'articulation enfla et devint chaude. Le gonflement s'étendit aux doigts. Les articulations du pied ne tardèrent pas à se prendre de façon analogue. Le pied droit était plus atteint que le gauche. En 1880, la main gauche fut atteinte à son tour, mais légèrement ; au printemps 1882, ce fut le tour du genou droit, et six mois plus tard, celui du genou gauche. Les articulations malades étaient fortement enflées et raides.

A la même époque et pendant que les phénomènes articulaires s'installaient, la malade fut atteinte par une singulière affection. La face était le siège de gonflements œdémateux sous-cutanés qui apparaissaient soudainement et à des intervalles très réguliers. L'affection siégeait surtout aux paupières, très souvent aussi aux lèvres. D'abord, l'œdème ne faisait son apparition que toutes les quatre semaines, puis il survint tous les huit jours et presque toujours le dimanche. Il s'annonçait par une légère céphalée, un peu de fièvre et une légère sensation de tension dans l'œil. La tuméfaction débutait à l'angle externe de l'œil et atteignait, en vingt-quatre heures, les deux paupières, de telle sorte que l'œil se trouvait complètement recouvert. En trois à cinq jours, elle avait à nouveau disparu, sans avoir occasionné de douleurs notables. Les lèvres, les joues et le menton furent atteints de la sorte, parfois même l'œdème s'étendit jusqu'au cou.

Observation VI. — (Thèse de Colleville, *Rhumatisme.*)

T..., Élisa, trente-trois ans. Entre, le 28 octobre 1884, à l'hôpital.

Pas d'antécédents héréditaires. Elle-même n'a éprouvé que des indispositions légères.

Il y a quatre ans, elle fut prise en une nuit d'un œdème de la moitié droite de la face avec rougeur et douleurs lancinantes, sans frisson, ni fièvre. Durée, quinze jours.

Trois semaines après, douleurs dans l'index et le pouce.

Presque tous les matins depuis un an, paupières bouffies. Cet œdème disparaît en quelques heures.

Il y a cinq à six jours, gonflement énorme des paupières qui étaient chaudes et rouges. On craignait une conjonctivite purulente et on signa son admission en chirurgie. On constate alors un chémosis séreux assez considérable, qu'on a été sur le point de sacrifier, mais qui disparut rapidement en deux ou trois jours. Il n'y avait pas de sécrétion purulente, mais écoulement de sérosité transparente.

1ᵉʳ novembre. — On transporte la malade dans le service de M. Sevestre. Il ne reste plus le matin que la bouffissure légère et habituelle des paupières.

Pas d'albumine.

12 novembre. — Plaque d'œdème rouge, chaude, un peu douloureuse à la tempe gauche. Elle dure deux jours et disparaît.

18 novembre. — Gonflement douloureux des paupières qui sont rosées. Léger chémosis séreux.

20 novembre — La malade sort de l'hôpital n'ayant plus d'œdème.

Elle n'a jamais eu d'albumine dans les urines.

Un mois après. — Nouveau séjour de la malade à l'hôpital pour des accidents analogues, améliorés par le salicylate de soude.

Observation VII. — M. Fernet *(in* thèse Léger. *Rhumatisme).*

Il s'agit d'un homme de vingt ans, de constitution chétive. Un de ses frères plus jeune que lui a eu, il y a un an, un rhumatisme articulaire aigu généralisé. Le malade, étant resté couché toute une nuit près d'une fenêtre fermée, est pris de torticolis. Quelques jours après, il est pris de douleurs et de plaques rouges sur les jambes. Il eut une deuxième éruption semblable sur les genoux, la figure et les bras.

Le 3 avril, le malade entre à l'hôpital, les éruptions sont encore visibles sous forme de taches ecchymotiques. Douleurs dans les genoux et la main droite. Épanchement dans le genou gauche, la pression des articulations est pénible.

Fièvre très modérée, pouls à 90 degrés. Souffle léger à la base du cœur.

4 avril. — Douleurs rhumatismales dans les épaules et le cou-de-pied gauche. Éruptions sur les membres.

5 avril. — Sur le front apparaît une large plaque œdémateuse ovoïde, grande comme la moitié de la main ; elle garde l'empreinte du doigt.

6 avril. — Les éruptions sont devenues ecchymotiques. Œdème étendu à toute la face du côté droit. Les paupières très gonflées ne peuvent s'écarter l'une de l'autre. A l'angle de la mâchoire, tumeur œdémateuse développée. Les jours suivants, éruptions papuleuses et purpuriques sur la peau et sur les muqueuses.

15 avril. — Les paupières des deux côtés sont le siège d'un œdème assez considérable qui empêche presque complètement leur écartement. Cet œdème est indolent. Il paraît primitif, car il ne s'est fait aucune éruption sur les paupières. La commissure externe des deux côtés est ulcérée. Épanchement dans les deux genoux.

16 et 17 avril. — Œdème de la verge et du prépuce qui disparaît le lendemain. L'œdème de la face disparaît enfin à son tour et le malade sort guéri, après une nouvelle poussée rhumatismale, dans les premiers jours du mois de mai

Observation VIII (résumée). — M. Ferriel, *ibid.*

Homme de trente-sept ans, estampeur. Entré à Saint-Antoine, dans le service de M. Xavier Richard. A eu trois attaques de rhumatisme articulaire aigu. La première à douze ans. Il avait été sondé pour un catarrhe vésical ; l'attaque se produisit le même jour.

Deuxième attaque, il y a deux ans. Mais le malade présente

un œdème remarquable de la joue gauche qui dure quelques
jours. Rhumatisme articulaire cardiaque qui dure trois mois.

Troisième attaque qui le conduit à Saint-Antoine. Il présente
un œdème très accentué de la joue gauche. Cet œdème dure
quelques jours. Consécutivement survient encore un lumbago.
Localisations rhumatismales multiples aux jointures.

Observation IX. — Thèse de Testelin. *(loc. cit.)*

L..., quarante-trois ans, infirmier. Entre le 21 février, salle
Saint-Luc, n° 12.

Père rhumatisant.

Aspect scrofuleux. Fièvre typhoïde à l'âge de dix-huit ans. A
vingt-deux ans première poussée de rhumatisme articulaire aigu
sans complications. Depuis lors, tous les ans, attaques de rhumatisme, mais rien au cœur.

Il y a quinze jours, douleurs dans l'articulation du genou,
disparaissant mais pour se localiser ensuite dans la cheville, puis
dans le poignet.

Pas d'albumine dans les urines qui sont hémaphéiques
à 510,000 globules rouges.

Le genou gauche est douloureux et gonflé. Le pied droit est
également gonflé, non douloureux, sillonné de veines très ap-
parentes.

23 février. — Erythème marginé généralisé. Sudamina, fièvre
peu intense. Le nerf cubital est douloureux ; un léger œdème
apparaît sur le trajet du nerf. Salycilate de soude, beaume de
Fioravanti. Exeat.

15 avril. — Le malade rentre à nouveau. Douleurs peu intenses
du poignet et des mains avec gonflement. Sciatique gauche douloureux avec gonflement du même membre.

25 avril. — Le genou droit devient douloureux.

28 avril. — Œdème des paupières et de la face, œdème dur,
rosé, légèrement douloureux. Salycilate de soude.

29 avril. — L'œdème de la face a diminué.

30 avril. — Nouvelle poussée d'œdème de la face. On conti-

uue le salycilate. Les signes s'amendent et finissent par disparaître.

8 mai. — Exeat.

Observation X. — *In thèse de Testelin (loc. cit.).*

La nommée C... Marie, vingt-trois ans, couturière, entre le 23 mars, salle Sainte-Adélaïde, n° 10.

Bien portante étant jeune. Bons antécédents.

Il y a un an, pleurésie droite aiguë, dont il reste encore des traces. Mal réglée.

Il y a six mois, douleurs articulaires.

Il y a huit jours, léger mouvement fébrile, apparition d'un œdème des paupières de l'œil droit.

Il y a trois jours, l'œil gauche se prend à son tour en même temps que les conjonctives sont le siége d'une inflammation intense.

1er avril. — La face est bouffie, légèrement douloureuse. Le ganglion cervical gauche est volumineux.

2 avril. — Nombreuses nodosités autour de l'articulation temporo-maxillaire gauche. La peau n'a pas changé de couleur, les nodosités sont dures, rénitentes, très peu douloureuses.

La vue est trouble à droite. La conjonctivite persiste.

3 avril. — Même état. Salycilate de soude, 6 grammes.

5 avril. — Quelques râles sous-crépitants de bronchite, en arrière des deux poumons, pas de modifications dans la sonorité.

6 avril. — Diminution de la conjonctivite. L'œdème de la face a presque complètement disparu. On continue le salycilate.

15 avril. — Les symptômes qui s'étaient très amendés apparaissent de nouveau. La face est de nouveau œdématiée. On reprend le salycilate.

17 avril. — Disparition de l'œdème facial.

25 avril. — Guérison. Exeat.

Observation XI. — *Ibidem.*

La nommée N., Marie, vingt-trois ans, journalière, entre le 18 juillet, salle Sainte-Adélaïde, n° 1.

Père rhumatisant. Mère bien portante.

Bonne santé habituelle. Il y a deux ans, première attaque de rhumatisme articulaire aigu dans le pied droit et dans le poignet gauche. Cet accès dure trois mois.

Depuis lors elle a ressenti quelques douleurs vagues dans les membres, mais ne nécessitant pas le repos. Souvent elle a constaté l'apparition d'une éruption bulleuse survenant et disparaissant rapidement.

Devenue enceinte il y a dix mois, sa grossesse se passe bien et elle accouche d'un enfant très bien portant il y a un mois.

Il y a quelques jours apparaît un œdème blanc, rénitent des paupières, puis cet œdème disparaît. Manifestations analogues sur les membres.

Les urines ne contiennent pas d'albumine.

Le cœur ne présente rien d'anormal.

25 juillet. — Les paupières et la face sont de nouveau le siège d'un œdème assez considérable, sans rougeur, sans changement de coloration, élastique.

Nouvel examen des urines. Toujours pas d'albumine, un peu de purpurine.

Globules 3,220,000 rouges, 6000 blancs, Hémoglobine 0,080 C. R. 0,180.

Purgatif. Quinquina.

28 juillet. — L'œdème facial diminue.

2 août. — L'œdème de la face a disparu. Quelques douleurs dans les chevilles avec léger gonflement périphérique.

9 août. — Exeat.

Observation XII. — *Œdème de la face d'origine syphilitique.*
(Henry, *Loire médicale*, 1898).

Louis C..., dix-neuf ans, mineur, entre à l'Hôtel-Dieu au pavillon Robert, le 12 octobre 1897.

Pas de maladie vénérienne antérieure.

Il y a trois mois chancre syphilitique sur la face dorsale du gland au niveau du sillon balano-préputial. On retrouve encore à ce niveau une induration légère. Adénite inguinale avec ganglions petits en chapelet.

Depuis deux mois, céphalée assez vive. Le malade dit avoir eu des plaques muqueuses aux lèvres et aux commissures labiales. Elles sont aujourd'hui guéries Il présente depuis huit jours, sur les bras, les jambes et le tronc de nombreuses syphilides légèrement papuleuses, de couleur caractéristique. Les papules ont la grosseur d'une lentille, disparaissant légèrement par la pression. Quelques-unes sont le siège d'une desquamation furfuracée ; le cuir chevelu est indemne.

23 octobre. — Œdème de la face. Aux jambes, infiltration spéciale des téguments dans l'intervalle des syphilides papuleuses ; ils sont luisants et légèrement rosés.

A la face, bouffissure uniformément répartie sans coloration particulière et s'atténuant insensiblement à la région cervicale.

L'examen du malade est négatif ; pas de lésion à laquelle puisse se rapporter cet œdème.

Nulle part trace de phlébite ou de lymphangite. Les parties sous-jacentes à l'œdème ne représentent aucun point douloureux. Les fonctions rénales sont normales. Il n'y a pas d'albumine dans les urines. On ne trouve rien du côté du foie, rien du côté du cœur. D'autre part, on ne découvre rien dans les antécédents du malade, aucune cause d'intoxication, aucune manifestation diathésique. On continue le traitement spécifique. Frictions avec 5 grammes d'onguent mercuriel, iodure de potassium à l'intérieur.

30 octobre. — L'œdème tend à disparaître, l'éruption persiste.

15 décembre. — L'œdème a disparu. L'éruption est en voie de guérison. Aucun accident de muqueuses. Le malade quitte l'hôpital.

29 janvier 1898. — Nouveau séjour au pavillon Robert. Plaques muqueuses de la gorge et des lèvres. Céphalée. Chute

des cheveux. Sur les membres, larges syphilides papulo-squameuses avec infiltration.

Nouvelle poussée d'œdème à la face.

Traitement spécifique.

3 février. — L'infiltration qui accompagne les larges syphilides papulo-squameuses des membres tend à disparaître.

Il n'en est pas de même de la bouffissure de la face qui
persiste.

10 février. — *Idem.* La bouffissure de la face a moins de
tendance à la régression.

Nouvel examen des urines. Pas de traces d'albumine.

19 février. — Tout l'œdème a disparu. Les accidents muqueux
sont guéris. L'éruption cutanée est en voie de guérison.

19 mars. — Le malade quitte le service. Pigmentation brune
au niveau des syphilides.

Note. — À aucun moment le malade n'a présenté de troubles de la circulation. La récidive de l'œdème est survenue à la
suite d'une suppression du traitement.

Il nous semble que l'infiltration qui accompagne aux jambes
l'éruption des syphilides papuleuses doive, dans cette observation, être rapportée à des phénomènes locaux qui leur sont attri-
buables. On trouve, au cours de la syphilis, nombre de faits de
ce genre, notamment dans le léontiasis syphilitique de Raynaud,
provoqué par l'éruption à la face de syphilides papulo-squameuses ou papulo-tuberculeuses.

Tschirkof DONNE QUATRE OBSERVATIONS d'anasarque syphilitique. Elles ont été publiées dans la *Revue de médecine* de 1895
et reprises dans la thèse du Dr Fusier. Nous ne croyons pas
devoir les reproduire à notre tour, car dans trois d'entre elles
l'œdème est généralisé à tout le corps, dans la quatrième à toute
sa moitié supérieure. Nous nous bornerons à remarquer que,
dans les premières, la face participe à l'enflure générale. Dans la
dernière « la face du malade est fortement gonflée, de même que

les paupières. Le cou est très gros et, au dessus des clavicules, on voit un grand œdème du tissu cellulaire sous-cutané. Déshabillé, le malade présente des jambes très minces supportant un gros tronc avec un cou énorme et une grande tête » Pour nous, cette lésion est bien en rapport avec la syphilis du malade qui est médecin et attribue son œdème facial à un refroidissement dans les champs, mais il semble difficile d'affirmer que les enflures du tronc et celles des jambes, qui ne s'observent que par places, ne soient pas en rapport avec des taches très rouges, de 1 à 2 centimètres de diamètre, « indolores, un peu élevées au-dessus du niveau de la peau et composées d'un filet épais de petites veines dilatées, remplies de sang » que signale l'auteur.

CHAPITRE III

ŒDÈME AIGU CIRCONSCRIT

Définition. — On donne le nom d'œdème aigu circonscrit à une maladie récidivante, que Quincke le premier a décrite en 1882 et qui est caractérisée essentiellement par l'apparition soudaine chez un individu d'ailleurs absolument bien portant, de tuméfactions uniques ou multiples de la peau et du tissu cellulaire sous-cutané. L'origine angioneurotique de cette affection et sa localisation si fréquente et si élective à la face nous autoriseraient, sans autres remarques, à en donner une description complète. Mais nous avons d'autres raisons encore pour justifier l'exposé qui va suivre. Tout d'abord, il n'existe, que nous sachions, aucune étude synthétique de la question, hors les premiers travaux déjà anciens (Courtois-Suffit, *Gaz. hôp.*, 1890), et les livres classiques y consacrent à peine quelques lignes. Et encore ces livres sont-ils presqu'exclusivement des traités de dermatologie qui n'y font qu'une courte allusion à propos de l'urticaire. Nous avons observé un cas d'œdème aigu circonscrit et nous allons démontrer que c'est là une affection du plus grand intérêt pour le médecin, dont la connaissance lui est infiniment plus utile qu'elle ne l'est pour le dermatologiste, preuve convaincante de cette affirmation déjà ancienne qu'une maladie du tégument externe intéresse toujours la pathologie interne. Peut-être la littérature médicale n'est-elle pas très riche sur ce sujet, en apparence du moins. Cela tient à plusieurs causes. Il s'agit là d'une affection qui peut paraître énigmatique à ceux dont l'attention n'a pas été attirée sur ce point, et il en est résulté que, lorsque le hasard les a mis en présence d'un cas de ce genre, ils ont cherché à le ranger dans une catégorie qu'ils pensaient être cliniquement mieux déterminée, comme l'œdème rhumastimal par exemple. En outre, les cas bénins sont rarement publiés, et ce sont eux surtout qui provoquent cet œdème à la face. C'est le motif pour lequel, indépendamment de l'observation typique de la maladie, que nous publions, nous en donnerons une description dans son ensemble.

Historique. — Étudiée par Quincke sous le nom d'œdème aigu circonscrit, elle avait été découverte ayant lui par Milton lorsqu'il décrivit l'urticaire géante et décrite après lui par Strübing et par Rapin lorsqu'ils étudièrent, le premier l'œdème aigu angioneurotique, le second l'urticaire massive. En effet, il ne s'agit là que d'une seule et même affection dont nous emprunterons provisoirement la description à Quincke lui-même.

Description. — Aux extrémités, au tronc, au visage et là surtout aux lèvres et aux paupières, on voit apparaître des tuméfactions œdémateuses de la peau et du tissu cellulaire sous-cutané par plaques de 2 à 10 cenlimètres de diamètre. Ces plaques ne présentent aucune limite nettement tranchée et ne sont pas de teinte sensiblement différente des parties voisines. Quelquefois un peu plus pâles, d'autres fois un peu plus rosées. Habituellement les malades n'y ressentent qu'une sensation de tension, plus rarement du prurit. Mais, en même temps que ces œdèmes sous-cutanés se produisent, il peut apparaître du côté des muqueuses, telles que celles du voile du palais, du pharynx, de l'entrée du larynx, des tuméfactions semblables occasionnant une forte dyspnée. Dans certains cas, des symptômes gastriques et intestinaux peuvent faire supposer que ces muqueuses sont frappées de la même manière.

Ces tuméfactions se produisent soudainement, atteignent leur maximum en une ou plusieurs heures pour disparaître avec la même rapidité, après avoir persisté au maximum un jour. Mais souvent, tandis qu'elles disparaissent en un endroit, il s'en forme ailleurs de nouvelles, de sorte que l'affection elle-même peut durer des jours et des semaines.

L'état général reste très bon. Dans quelques cas, on note un malaise prodromique, puis pendant l'éruption une sensation maladive, un léger engourdissement de tête, de la soif, une diminution du taux de l'urine, mais pas de fièvre.

La répétition de l'œdème est fréquente chez le même individu, et il envahit toujours de préférence les régions préalablement touchées.

La maladie est, en général héréditaire, elle ressemble à l'urticaire et lui est reliée par une infinité de types intermédiaires. *Les œdèmes menstruels et les tuméfactions rhumatismales sont des phénomènes d'un ordre différent qui lui ressemblent.*

Telle était, brièvement résumée, la description de Quincke lui-même, conforme de tous points à la réalité des faits. Il n'y a rien à y ajouter, il faut au contraire lutter contre la confusion qu'ont fait naître les travaux ultérieurs.

Dès 1886, Salles prétend identifier l'œdème aigu circonscrit et l'œdème arthritique, et Thibierge émet une opinion analogue. Cette erreur, faite par Jamieson et les auteurs français, alors que les travaux de Quincke n'étaient pas encore connus, n'est plus permise, si on a lu attentivement ce qui précède. La même année, Rapin décrivait son urticaire massive : « Comment classer un état morbide survenant chez des personnes bien portantes d'ailleurs et caractérisé par une enflure circonscrite de la peau, de grandeur variable, depuis celle d'une pièce de 5 francs à celle de la main et même davantage, indolente même à la pression qui, selon les cas, y laisse ou n'y laisse pas de marque, accompagnée ou non de démangeaisons, de coloration blanchâtre ou rosée suivant le degré de tension, tantôt unique, tantôt multiple, disparaissant après une durée de quelques heures, d'un jour, sans laisser de traces et sans avoir notamment impressionné l'état général, très sujette à la récidive qui souvent a lieu pendant des années. »

C'est là son urticaire massive. Il est de toute évidence qu'elle se confond avec l'œdème de Quincke. Et ce simple rapprochement nous permet de ne faire qu'une courte énumération d'opinions contraires à la nôtre. En 1888, Osler signalait l'association, soi-disant indépendante de l'œdème aigu et de l'urticaire, et, la même année, Riehl consacrait une étude à leur indépendance respective. En 1890, Brocq déclare que ces œdèmes ne peuvent se confondre avec l'urticaire dont ils n'ont ni le prurit, ni la cuisson. Enfin, l'année dernière, Hallopeau et Dubreuilh, à propos d'un cas d'œdème symétrique de Du Castel, constatent les analogies, mais basent encore la différence sur un siège dermique plus profond et l'absence de démangeaisons.

Or, la lecture attentive de toutes les observations publiées nous a montré que l'œdème de Quincke peut siéger plus profondément que le tissu cellulaire sous-cutané, et Rapin lui-même s'était déjà chargé de démontrer que : « l'absence de ces deux caractères, prurit et empreinte, résultant de la pression, n'a pas de valeur absolue dans le diagnostic de l'urticaire ». En outre, Guéneau de Mussy signale déjà l'urticaire des muqueuses et Kaposi, dans l'urticaire géante, l'œdème pharyngé et épiglottique menaçant d'asphyxie.

Nous nous trouvons donc en présence d'une *affection cliniquement bien déterminée, autonome*, dans laquelle l'œdème facial ne sera jamais qu'un symptôme, unique il est vrai parfois, mais en régissant d'autres comme la céphalée et une somnolence telle qu'elle va parfois jusqu'au sommeil forcé. Il s'agit donc bien *d'un complexus morbide général se compliquant de manifestations cutanées et non d'une maladie de peau accompagnée de phénomènes viscéraux.*

Étiologie. — Les hommes sont plus atteints que les femmes par cette étrange maladie. Elle est parfois héréditaire. C'est tout ce que Quincke affirme au point de vue de son étiologie. Courtois-Suffit commet une erreur en faisant jouer un rôle important à la menstruation et au rhumatisme, en affirmant que « beaucoup de malades sont arthritiques et voient leurs manifestations cutanées évoluer parallèlement aux manifestations articulaires ». Il confond avec l'œdème hystérique et avec l'œdème rhumatismal. On note encore l'influence du surmenage et de la fatigue. Mais tous les auteurs sont d'accord pour faire de la température un facteur étiologique important. Parfois, c'est le chaud qui a provoqué l'œdème, mais incomparablement plus souvent c'est le froid, d'où son siège si fréquent à la face qui est toujours découverte et seule atteinte dans certaines observations lorsque les mains sont gantées. Notons, à ce propos, que Max Josef signale des cas où l'œdème aigu circonscrit coïncide avec l'hémoglobinurie paroxystique. Ajoutons à toutes ces causes l'influence incontestable des émotions morales, agréables ou désagréables, pourvu qu'elles soient vives, et, celle certaine aussi, de l'abus des boissons alcooliques, un traumatisme insignifiant comme cause occasionnelle parfois, et nous aurons résumé aussi brièvement que possible les conditions qui provoquent ou qui favorisent l'installation de la maladie de Quincke ».

Pathogénie. — Il est certain qu'une affection qui se présente avec cette allure particulière que nous avons trouvée dans la description même de Quincke, et qui reconnaît, en outre, l'étiologie que l'on vient de lire, est une maladie de nature nerveuse. Mais le problème est complexe, car ce n'est pas seulement une dermatoneurose, c'est encore et bien plus une maladie générale, et c'est à Strübing que revient le mérite d'en avoir montré toute l'importance. C'est tout d'abord l'œdème laryngé angioneurotique aigu qui s'y rattache et dont les formes graves peuvent mettre en danger la vie du malade. Ce sont encore des phénomènes, à apparition périodique, du côté du tube digestif qui constituent des manifestations inséparables de l'évolution de la maladie, lorsque celle-ci atteint son complet développement. Et comme ces apparitions de vomissements périodiques, par exemple, auxquels on ne peut refuser une certaine analogie avec les « vomissements périodiques » de Leyden et les « crises gastriques des tabétiques » de Charcot, se font simultanément avec celles des œdèmes du côté du tissu cellulaire sous-cutané, il faudra trouver, pour expliquer les unes et les autres, une théorie homogène, une pathogénie identique. Car, s'il est possible d'interpréter ces phénomènes viscéraux de différentes manières, l'opinion la plus rationnelle semble être celle que Riehl a exposée dans la *Presse médicale de Vienne*, à savoir que ces vomissements sont sans doute dus à un œdème de la paroi gastrique. Nous-mêmes avons eu en quelque sorte la confirmation de cette interprétation, car nous avons pu voir une localisation de l'œdème viscéral que nous n'avons trouvée signalée nulle part. Notre malade présentait en même temps de l'œdème de la face, des plaques tuméfiées sur les membres et de l'œdème du poumon. Il est donc vrai que l'œdème joue un grand rôle dans tous ces phénomènes, mais il n'explique pas tout le cortège symptomatique qui les accompagne. Le malade est constipé, mais il peut avoir de la diarrhée. Par contre, un fait est constant, c'est une diminution du taux de la sécrétion urinaire; ajoutons à cela l'état de dépression, de lassitude et de somnolence du malade, rappelons-nous que les troubles peuvent apparaître en tous les endroits de la surface du corps et nous pourrons grouper sous trois chefs toutes ces manifestations morbides :

1° Les œdèmes circonscrits;
2° Les troubles viscéraux;
3° Les troubles généraux.

Nous pouvons donc affirmer qu'il ne peut s'agir uniquement d'une altération de l'excitabilité nerveuse périphérique, mais que la seule pathogénie vraie devra tenir compte de l'atteinte qu'aura subie dans son ensemble l'appareil nerveux qui tient sous sa dépendance et peut être capable de provoquer une telle triade pathologique.

QUINCKE lui-même avait déjà vu, mais sans y prêter une attention suffisante, qu'il était impossible de faire résider la cause de ces œdèmes dans un processus local siégeant à la peau. Il attribuait l'œdème à une modification dans la qualité dialysante des parois vasculaires, provoquée par une influence nerveuse. « D'après tout le tableau de son apparition, l'œdème aigu circonscrit de la peau et des muqueuses doit être considéré comme une angionévrose. Il est vrai qu'on ne pourrait l'expliquer par des influences purement motrices sur les muscles vasculaires, mais qu'il faudrait y ajouter une modification sous influence nerveuse de la capacité de transsudation de la paroi du vaisseau, par quoi le processus se rapproche un peu de l'inflammation proprement dite. » Vulpian en avait dit autant avant lui, et beaucoup plus clairement à propos de tous les œdèmes vaso-moteurs quels qu'ils soient.

Dans la description qu'il donne en 1885 de l'œdème angioneurotique aigu, Strübing redit la même chose sous une forme à peine différente, mais en s'appuyant sur l'expérience d'Ostroumoff dont nous avons parlé ailleurs. « L'œdème dépend d'une altération des parois vasculaires, altération par laquelle leur perméabilité est considérablement augmentée. Cette modification dans la fonction des parois ne peut être produite dans l'œdème aigu que par des influences nerveuses. » Mais il prévoit qu'il faudra une explication meilleure pour relier les manifestations œdémateuses aux troubles viscéraux.

A propos des « œdèmes non inflammatoires de la peau », qu'il étudia en 1885, Unna discute les œdèmes angioneurotiques de Quincke et, suivant sa conclusion générale, leur refuse toute autonomie. Tous les œdèmes sont pour lui des œdèmes inflammatoires ou des « Stauungsœdeme ».

Or, dans une thèse bien ancienne déjà, puisqu'elle date de 1866, Whitehead disait ceci : « L'œdème est si souvent le résultat d'une maladie antérieure qu'il semble difficile au premier abord de le considérer comme pouvant se produire spontanément. Cependant nous ne voyons aucune difficulté à admettre un œdème essentiel. On peut alors admettre que la faculté de sécrétion du tissu cellulaire est augmentée dans quelques cas et qu'il se produit alors un œdème par exagération de sécrétion; la puissance d'absorption restant normale. C'est alors que se produit l'œdème essentiel. Lorsque le corps est échauffé et couvert de sueur par un violent exercice, si la tête se trouve exposée à l'action d'un courant d'air froid, on voit survenir une tuméfaction rapide et assez forte d'un des côtés de la face. » La tension, la rénitence, l'absence de douleur, lui servaient déjà à distinguer cet œdème d'un œdème inflammatoire.

L'année suivante, en 1890, Max Joser de Berlin, revient à propos de la maladie de Quincke, lui aussi, sur l'opinion d'Unna, qui faisait de la lymphe un transsudat. Il cite à ce propos une expérience d'Heidenhain qui montre qu'il n'y a pas seulement transsudation physique, mais qu'il y a aussi activité sécrétoire. Des injections de peptone faites dans le torrent circulatoire accélèrent considérablement le courant de la lymphe, pendant que la pression sanguine baisse énormément, ce que la théorie de la filtration ne peut expliquer. Pour lui, la lymphe peut être assimilée aux sécrétions glandulaires en ce qu'elle serait celle des parois des vaisseaux capillaires. L'œdème serait alors produit par une influence nerveuse qui s'exercerait directement sur leurs cellules, produisant une perturbation dans la sécrétion lymphatique, sans participation aucune des artères et des veines. La circonscription de l'œdème à certains territoires déterminés, comme la face, par exemple, sans rapport avec aucune distribution anatomique, s'expliquerait par des influences locales, telle que la température.

Mais dit RIEHL, dans la *Presse médicale* de Vienne, où il cite une observation de Max Josef de Berlin, les phénomènes généraux de tout ordre qui accompagnent ces œdèmes montrent que le processus n'est pas uniquement localisé à la peau. Il est donc impossible d'en faire résider la cause dans un processus local. Et se demandant si l'excitation qui provoque l'œdème part des nerfs périphériques ou de l'organe central, il conclut à ce dernier comme élément primordial à cause : 1° De la simultanéité de l'œdème cutané et de l'œdème viscéral ; 2° des phénomènes généraux ; 3° de la non-concordance de la localisation de l'œdème avec un territoire déterminé ; 4° de l'influence des émotions psychiques.

S'il pose le problème, RIEHL ne le résout pas, et la première tentative que nous en trouvons, c'est celle de M. RICOCHON, au Congrès de Bordeaux en 1895. Pour y arriver, il examine les quatre points suivants :

1° *L'irritation du sympathique abdominal retentit immédiatement sur le rein*. Il en donne comme preuve l'œdème brightique du début, qu'il tiendrait sous sa dépendance, et l'œdème a *frigore* dont Vulpian a dit que, lorsqu'on ne constatait pas d'albumine, c'est qu'on arrivait trop tard. Il en conclut que notre œdème serait dû à un trouble organique transitoire, portant de préférence sur le glomérule de Malpighi, soit sur la paroi du vaisseau, soit plus volontiers sur l'épithélium glomérulaire.

2° *Cette irritation du sympathique est périodique.*
C'est là un cas particulier d'une tendance propre des
manifestations morbides du système ganglionnaire. Il
existerait une impressionnabilité particulière de l'un ou
l'autre des ganglions sympathiques à toutes les hauteurs
de la chaîne dorsale. A des intervalles plus ou moins
réguliers, ils enverraient alors des décharges nerveuses
morbides vers les organes qui sont dans la sphère de
leur innervation. Selon qu'il s'agit du cerveau, du
cœur, du poumon, de l'estomac, du foie, du rein, ils
provoqueraient ainsi tantôt la migraine, tantôt la
tachycardie paroxystique, tantôt des accès d'asthme
essentiel, tantôt les vomissements périodiques de Leyden et, peut-être, tantôt des poussées d'urticaire essen-
tielle, tantôt celle de notre œdème aigu, qu'on pourrait qualifier de migraine rénale.

3° *Cet état rénal retentit du côté de la peau par un
mécanisme particulier.* De même qu'on a dissocié aujourd'hui toutes sortes de fibres nerveuses de sensibi-
lités spéciales, il faut admettre, outre les vaso-dilata-
teurs et les vaso-constricteurs des nerfs spéciaux qui
président à la filtration, les vaso-filtrateurs. Dans les
expériences classiques, il n'y aurait qu'une prédominance d'action des dilatateurs ou des constricteurs,
mais ce sont les filtrateurs qui expliquent ce que
Quincke appelle « un trouble dans le pouvoir de transsudation des vaisseaux sous une influence nerveuse. »

Quant à ce qui est de l'origine centrale, que nous
avons vu si nettement établie par Riehl, elle résulte
de l'élaboration d'un principe œdématogène qui se
ferait dans le rein et qui retentirait sur les centres

médullaires de la vaso-filtration. Mais cette élaboration est de courte durée ; au fur et à mesure que la
névrose paroxystique s'étend au reste du plexus solaire,
en déterminant la colique, les vomissements, de la
diarrhée ou de la constipation ; au fur et à mesure que
son action s'exagère sur le rein lui-même, elle ferme à
peu près complètement cet organe et tarit sa sécrétion ;
mais en même temps d'autres principes toxiques s'ac-
cumulent dans le sang et y déterminent un commen-
cement d'urémie avec céphalalgie, obnubilation sen-
sorielle, etc.

4° *L'œdème est circonscrit et non généralisé.* C'est
qu'à la face ou aux mains les capillaires sont plus
exposés à l'air ; ils sont mal soutenus par un tissu
cellulaire lâche : ce sont les lieux de moindre résistance.

Et c'est à l'aide de ces quatre points que l'auteur
fait de la maladie de Quincke une « névrose paroxystique héréditaire du plexus rénal. »

Critique. — La théorie est certainement fort intéressante et nous pensons qu'on nous pardonnera de
l'avoir exposée. Mais nous ne saurions l'admettre sans
quelques critiques, qui seront cependant fort modes-
tes, la nôtre n'étant peut-être pas elle-même à l'abri
de tout reproche.

Le dernier point seul de l'argumentation de M. Ricochon, nous l'admettrons tel quel, car à propos de
chacun des œdèmes vaso-moteurs, nous avons insisté
sur les conditions spéciales qui faisaient pour eux de
la face un véritable lieu d'élection. Tout d'abord nous

devons signaler que l'auteur s'est certainement fort
inspiré de Strübing qui, dès 1885, faisait observer
« qu'il était de toute évidence que les phénomènes gastriques et intestinaux fussent rapportés à un état d'excitation particulier du sympathique abdominal et
aussi comme le font penser les contractions de l'intestin du plexus myentérique », mais que cette névrose
des organes digestifs devait être en relation bien intime
avec la cause qui provoquait l'œdème de la peau. En
outre, attirant, après Quincke, l'attention sur la diminution de la quantité des urines, il pensait devoir faire
intervenir les vaisseaux du rein, d'autant plus qu'il
voyait là une analogie avec les coliques de plomb, à
propos desquelles Riegel avait signalé qu'elles dimi-
nuaient aussi la quantité des urines, résultant, d'après
Eckhardt et Grützner, de ce fait qu'elle provoquait une
diminution de l'apport sanguin au glomérule. D'ailleurs, nous aussi, avons eu notre attention attirée
du côté du rein à propos d'une étude que nous avons
faite des « œdèmes vaso-moteurs avec albuminurie »
de M. Potain. Un homme, étant tombé dans un escalier
sur le rein droit, devint albuminurique et eut un
œdème limité à la main droite et à la moitié correspondante de la face, un des quelques exemples que
donnait, en 1897, l'illustre professeur de la Charité.
Pour lui aussi, l'altération du rein provoquait dans le
système nerveux des troubles qui entraînaient ceux
de la circulation capillaire, absolument analogues à
ce que révèle l'anasarque qui apparaît brusquement
après l'impression du froid, avant même l'existence de
l'albuminurie. Mais les faits dont nous nous occupons

en ce moment sont, selon nous, d'un ordre bien différent, à moins que l'on ne veuille mettre en question toute l'étude des œdèmes albuminuriques. *La
théorie de M. Ricochon n'est-elle pas un peu un
cercle vicieux*, lorsqu'il dit d'une part que c'est
l'irritation du sympathique abdominal qui retentit sur
le rein pour en troubler la circulation, et, d'autre part,
que c'est dans le rein que s'élabore la substance
œdématogène qui va irriter le grand sympathique ?
Et d'ailleurs, combien d'hypothèses ! Pourquoi cette
impressionnabilité particulière de l'un ou l'autre des
ganglions, ces décharges périodiques qui, avec des
« peut-être », expliquent évidemment bien des choses ?
En outre, il faut concéder à l'auteur l'existence de
nerfs vaso-filtrateurs, sans lesquels il ne peut expliquer
l'œdème par sa « névrose paroxystique ».

Malgré ces concessions, il ne nous semble pas que la
théorie soit conforme à la réalité des faits qu'il importe
de ne pas perdre de vue. *Il faut une explication pathogénique distincte pour l'œdème de la face et pour
l'œdème viscéral*. Nous n'en voulons comme preuve
que ces expériences, d'une part de Vulpian, montrant
qu'il faut une suspension de l'activité des centres vaso-
moteurs ganglionnaires cervicaux pour produire
l'œdème facial, et, d'autre part, de Brown-Séquard, éta-
blissant des conditions précisément inverses pour
l'œdème pulmonaire. Nous admettrons donc seulement,
avec l'autorité de Strübing, que le sympathique est en
jeu, mais tenant compte des observations cliniques,
nous éviterons de nous faire de la maladie un tableau
préconçu. L'œdème seul existe parfois et tous les

symptômes viscéraux peuvent manquer, totalement
ou en grande partie, si bien qu'il faut leur refuser ce
caractère fatal. Tout le cortège symptomatique de la
seconde période peut manquer. Si, donc pour nous,
le sympathique est excité, il l'est d'abord à la périphérie.

Il en résulte des modifications trophiques locales qui
vont présider à la production de l'œdème. Les parties
deviennent plus vulnérables. Des excitations anté-
rieures qui, dans l'état normal, sont sans action sur les
phénomènes de la nutrition intime, peuvent les troubler alors et donner naissance à une irritation subin-
flammatoire ayant pour conséquence une infiltration
œdémateuse plus ou moins considérable des régions où
siège cette irritation.

Le mécanisme semble être le suivant : paralysie
vaso-motrice et lésion de l'endothélium. Mais tous
deux reconnaissent des causes locales. En effet, parmi
les causes qui provoquent l'exagération de la perméabilité vasculaire se trouve, comme l'a démontré Boddaert,
la suppression passagère de l'afflux du sang artériel,
qui joue même le rôle le plus important, car elle crée
l'asphyxie de l'endothélium capillaire. Si, à cette ischè-
mie passagère, vient s'ajouter consécutivement la paralysie vaso-motrice, l'œdème se produit avec une grande
facilité. Toutes les fois que l'endothélium des capillaires
souffre, la perméabilité augmente et, pourvu que
quelqu'autre facteur exagère la transsudation, l'œdème
est créé. Mais l'endothélium des vaisseaux peut, en
outre, être directement lésé par des agents locaux,
thermiques, comme l'a montré Lassar pour les brû-

lures, Talma et Senator, pour le froid, chimiques, comme le prouve l'application de substances vésicantes. Quant à la paralysie vaso-motrice, nous savons que le froid peut agir sur les extrémités nerveuses comme une sorte de traumatisme. Il peut même agir directement sur les muscles lisses des vaisseaux. Il entraîne alors un réflexe vaso-constricteur, puis un réflexe vaso-dilatateur, suivi d'une vaso-dilatation paralytique ; il peut agir par la suppression brusque de la sueur, il peut inhiber les organes éliminateurs. Il y aurait donc alors création d'influences toxiques par auto-intoxication ou par hétéro-intoxication. Mais l'œdème aura été primitif, en ce sens qu'il aura précédé l'irritation centrale. Celle-ci est bien pour nous aussi le fait d'un produit toxique, mais celui-ci résulte de la stase qui s'est opérée dans la circulation, stase qui a nécessairement pour effet la viciation des déchets qui proviennent des échanges et de la vie des tissus. Chez ces sujets, dont le sympathique réagit vivement, comme en témoigne l'œdème, se produisent alors par excitation tous ces phénomènes viscéraux qu'il semble si bien dominer. En un mot, l'œdème seul est caractéristique et, quant au produit toxique, il est le résultat et non la cause de l'œdème. Peut-être, conviendrait-il d'élargir ce point de vue et d'expliquer de la sorte ces œdèmes aigus circonscrits, accompagnés de manifestations viscérales que nous avons notés chez les rhumatisants et chez les hystériques, amenant ainsi presqu'une confusion. Et adaptant à notre sujet cette vue de pathologie générale exprimée dans la thèse récente de M. Lascols : « Il faut un sujet prédisposé, sous l'influence d'une cause occasionnelle, le froid, par exemple, se produiraient une infection générale légère et une perturbation nerveuse assez intense. Dès lors, les toxines microbiennes agissent sur l'organisme, la nutrition troublée peut créer des produits toxiques, l'élimination entravée, les fonctions de la peau brusquement inhibées permettent l'accumulation de substances perturbatrices des nerfs périphériques et des muscles lisses des vaisseaux ; les liquides intertissulaires modifiés sont placés dans des états osmotiques anormaux. Les conditions pathogéniques de l'œdème sont créées. »

Quant à l'*hérédité*, nous admettrons qu'elle se manifeste par une perméabilité anormale des parois capillaires, d'origine congénitale, et par une excitabilité anormale, congénitale aussi, de certains départements vaso-moteurs. Jacubovitch veut même que la perméabilité vasculaire varie avec les différents âges et soit plus grande chez les enfants.

Rôle de la Face. — Le point de départ se trouve donc dans la mise en jeu de l'irritabilité périphérique de certains nerfs correspondant à une excitation déterminée et circonscrite. Comme celle-ci est bien souvent le froid, rien d'étonnant à ce que la face soit si souvent atteinte. Une lésion, d'ailleurs, qui consiste dans une infiltration du tissu cellulaire sous-cutané de la peau, rencontre au visage, surtout aux joues, aux lèvres, aux paupières, un terrain où le tissu cellulaire est particulièrement lâche. C'est donc à la face que cet œdème apparaît le plus volontiers, c'est à la face aussi qu'il persiste avec le plus de ténacité.

Sur le tronc, il paraît moins se fixer. Mais aucune loi complète ne saurait être énoncée, car il est impossible d'affirmer quelles sont les raisons qui président à la dissémination des symptômes. On a dit que tous les endroits du corps peuvent être atteints, comme au hasard. Il nous semble qu'il n'y a là qu'une apparence. Déjà, il a été dit précédemment que Max Josef insistait sur ce point, que l'œdème n'apparaissait que sur les parties découvertes, c'est-à-dire, dans certains cas, la face seule, surtout lorsque les mains sont protégées. Il existe nombre d'observations, comme nous l'a montré une courte enquête sur ce sujet, où la face seule est atteinte, mais bien peu ont été publiées, parce que les phénomènes d'intoxication sont alors réduits au minimum. Les malades ne viennent pas à l'hôpital. Ce sont à peine des malades. Tout au plus a-t-on l'occasion d'observer dans la clientèle des faits de ce genre, s'il arrive que le malade ou son entourage s'émeuvent d'une tuméfaction anormale du visage.

Et voici alors ce qui se produit. Le médecin est appelé, mais comme il s'écoule quelque temps avant qu'il ne parvienne auprès du sujet inquiet, l'œdème facial, en raison de son caractère essentiellement éphémère et intermittent, a déjà disparu lorsqu'arrive le praticien. C'est donc le hasard seul qui le met alors en présence de ce qui n'est, dans ces conditions, qu'une légère indisposition et encore est-il à supposer que son client, rassuré par l'innocuité d'une première atteinte qui l'avait si fort effrayé, ne le rappellera plus lorsque les phénomènes viendront à se reproduire. Il est donc probable que la cause qui fait naître l'œdème le produit au point même qui a été primitivement et directement impressionné, la face donc le plus souvent. Les autres manifestations œdémateuses en d'autres points du corps plus ou moins éloignés du précédent ne seraient alors que les résultats eux aussi de l'intoxication générale. Leur œdème serait assimilable dans une certaine mesure à celui qui se produit dans différents viscères et qui témoigne d'une réaction émanée de l'organe sympathique centrale sous l'influence d'une irritation prenant son point de départ dans la région primitivement intéressée. La simultanéité de ces œdèmes en diverses parties du corps pourrait bien dans ce cas n'être qu'apparente, d'autant plus que l'appréciation des moments précis devient très délicate lorsque les phénomènes sont intermittents, légers et de courte durée, ou bien lorsqu'au contraire, les phénomènes viscéraux dominent la scène par des vomissements périodiques, de l'œdème du larynx et de l'œdème du poumon. D'ailleurs, souvent, la plaque œdémateuse circonscrite vit pendant un temps très court, et tous les auteurs constatent que l'évolution de la première n'est pas encore terminée que déjà la seconde se forme, disparaissant bientôt à son tour pour céder la place à une suivante.

Nous avons à dessein insisté sur ce rôle prédominant de la face, car nous lisons dans une observation parue dans la *Médecine Moderne* de 1898, que le diagnostic d'œdème brightique fut exclu en faveur de celui d'œdème vaso-moteur grâce à l'absence d'œdème à la face. C'est là une grosse erreur commise déjà par Cupillard dans les conclusions de sa thèse 1891, car si l'on ne peut nier que des causes occasionnelles, telles qu'un traumatisme par exemple, peuvent créer ailleurs le point de départ de tout le mal, nous pensons avoir démontré toute l'importance du visage à ce point de vue. Il y a plus et nous pensons avec quelques auteurs que la stase qui s'y produit est certainement responsable des symptômes de céphalée ou de lassitude pouvant aller jusqu'au sommeil. Une observation précédemment citée de Vasiliew prouve jusqu'à quel point l'œdème facial peut troubler la circulation cérébrale puisqu'il est capable chez un prédisposé de créer mécaniquement en quelque sorte le syndrome de l'épilepsie jacksonienne. Ce serait à des raisons du même ordre qu'il faudrait rapporter ces derniers symptômes que nous venons d'énumérer.

Nous étudierons ailleurs, à propos des œdèmes vaso-moteurs persistants l'étrange modification qu'ils sont susceptibles de produire, même d'une façon très passagère, dans toutes les parties de la physionomie au point d'en rendre l'ensemble méconnaissable.

Observation XIII. — (Trad. de Riehl, *Wien med. Presse*, 1888.)

A. B..., professeur, cinquante et un ans. Dans ses antécédents, il accuse, à l'âge de vingt-quatre ans, une névralgie sus-orbitaire et se rappelle avoir eu des douleurs articulaires mais non fébriles dans le genou, l'épaule et le poignet, il y a une vingtaine d'années. Il n'a jamais eu d'autre maladie. Dans sa famille, les maladies cutanées et nerveuses sont inconnues. Ses parents ont atteint l'âge de quatre-vingt-quatre et quatre-vingt-huit ans.

Les premiers œdèmes ont apparu en 1874, et cela quelques

jours après la mort de sa femme. Sans cause antérieure, les paupières de l'œil gauche enflèrent tellement que le malade, au réveil, ne put ouvrir l'œil. Au bout de vingt-quatre heures, la tuméfaction, qui s'était installée, sans qu'il fût aucunement troublé dans son sommeil, avait complètement disparu. L'état général était resté très bon ; aucune sensation de malaise.

Pendant les quatre années qui suivirent, l'œdème apparut environ toutes les trois à quatre semaines, mais exclusivement à l'œil gauche.

En 1878, les mêmes phénomènes apparaissent du côté de l'œil droit et à partir de ce moment l'œdème apparaît à intervalles plus courts, quinze jours à trois semaines environ, soit tantôt du côté de l'œil droit, tantôt du côté de l'œil gauche, soit des deux côtés à la fois.

Dans les dernières années, apparut simultanément, avec l'œdème des paupières, mais parfois aussi isolément de l'œdème des lèvres, qui proéminaient alors en avant comme des trompes, et de l'œdème de la joue droite. Le début de l'œdème se faisait le plus souvent la nuit, atteignant son maximum le matin, de sorte qu'avant midi, M. S... pouvait vaquer à ses occupations. En automne 1885, apparut au milieu de la nuit un accès de dyspnée, accompagné de dysphagie. Dans la matinée du lendemain les phénomènes diminuèrent, mais le malade se rendit néanmoins à un institut laryngologique, où l'on diagnostiqua une inflammation aiguë des cordes vocales. Le jour suivant il était guéri. Mais en septembre 1886, il eut un catarrhe chronique du pharynx et du larynx, nécessitant un traitement de plusieurs semaines.

Actuellement, les œdèmes apparaissent tous les dix ou douze jours et surtout après des excitations psychiques. J'observe le malade depuis huit ou neuf mois. L'œdème acquiert parfois une telle intensité qu'il m'est impossible de lui ouvrir l'œil. La peau a un aspect cireux, elle est fortement œdématiée et l'on ne peut faire disparaître la tuméfaction par la pression. L'œdème des lèvres et des paupières est dur et légèrement rosé. Lorsqu'il a disparu, la peau reprend son aspect normal. Mais aux paupières survient une modification qui n'a pas encore été signalée. La peau n'en est ni épaissie, ni tuméfiée, mais présente, par contre, une extension si remarquable, que les paupières inférieures pendent sous forme de deux sacs flasques et que les paupières supérieures ont la forme de volets qui se rabattent jusque sur la fente palpébrale. M. S...., par conséquent, même dans les moments où il n'a pas d'œdème, ne peut regarder horizontalement ou en haut, qu'en renversant la tête en arrière. La peau a aussi perdu son extensibilité.

Pas de symptômes généraux, ni fièvre, ni malaise. Rien à l'examen des organes internes. L'urine, examinée à différentes reprises, est normale. L'œdème est sans influence sur la respiration, la digestion, le pouls. Rien à l'ophtalmoscope ni aux autres organes des sens.

Le malade a été traité, au cours de sa maladie, par beaucoup de médecins, sans qu'aucun traitement ait donné des résultats. Arsenic sous forme de liqueur de Fowler. Atropine, Iodure de potassium, Bromure, Fer, Électricité faradique, J'ai employé sans résultat l'ergotine. Une opération pour restaurer les paupières fut repoussée.

Observation XIV. — Dr Lorreys, Münchengrätz-Traduite.

M. P...., vingt-cinq ans, sage-femme. Père et mère âgés de cinquante-cinq ans. Pas d'hystérie, d'épilepsie ou de syphilis dans sa famille ; trois frères de la malade sont vivants et bien portants. Un frère est mort d'hémorragie intestinale.

Aucune maladie dans l'enfance. A quatorze ans, suppuration des ganglions du cou, à la suite de laquelle la joue droite fut enflée pendant six mois. Réglée régulièrement à partir de l'âge de dix-sept ans. A dix-huit ans, la malade se marie et a eu, depuis cette époque, trois enfants bien portants. M. P..., est d'apparence chétive, pâle, de taille moyenne. A la peau du front, taches de chloasma ; une cicatrice rétractée au côté droit du cou.

La malade fait remonter sa maladie actuelle à un coup qu'elle s'est donnée il y a plusieurs années contre l'angle d'une porte. A la suite de cet accident elle eut une ecchymose des paupières et de la région jugale droite ; huit jours plus tard, toute enflure et toute coloration avaient disparu. Un mois après environ, elle s'aperçut d'une tuméfaction sur la joue droite. Peu de temps après le pourtour de l'œil droit enfla ; les paupières étaient fortement tuméfiées, légèrement rosées. La joue gauche enfla de même, puis enfin les paupières du même côté ; la malade sentait une légère démangeaison et croyait avoir de l'eau dans les paupières. La tumeur atteignit son maximum au bout de trois heures, diminua, puis la rougeur et les symptômes subjectifs disparurent aussi. Dans l'espace d'un jour tous ces phénomènes avaient évolué. Mais ils se reproduisirent pendant les trois jours qui suivirent. Puis un mois s'écoula sans aucune nouvelle tuméfaction. Depuis cette époque, le mal récidiva et sans cause, malgré des essais thérapeutiques. Une seule fois se produisit une interruption de deux mois.

Actuellement l'œdème se produit presque journellement. M. P... se réveille le matin vers cinq ou six heures après avoir bien dormi. Les paupières sont enflées. Elle se lève, a des vertiges, des bourdonnements d'oreilles, de la céphalée et tout s'obscurcit devant ses yeux. Ces phénomènes l'obligent à se remettre au lit pendant quelques minutes, après lesquelles toutes les sensations subjectives disparaissent complètement. Les paupières sont quelquefois enflées à un tel point que la malade peut à peine ouvrir les yeux. Leur coloration, qui est habituellement rosée le matin, disparaît dans la journée. Le soir toute trace d'œdème ou de rougeur a disparu.

Observation XV. — Strübing, trad. de la *Zeitsch. f. kl. med.*, 1885.

M. Sch... soixante-dix ans, professeur dans un lycée. N'a fait aucune maladie jusqu'à l'âge de vingt-cinq ans. A cette époque il se refroidit un soir, sent de la douleur à la déglutition qui au bout d'une ou deux heures, devient extrêmement vive, puis survient de l'enrouement et une dyspnée qui, en très peu de temps, est fort pénible. Le malade avait la sensation d'un obstacle siégeant dans son larynx et qui menaçait à bref délai de le priver d'air. Cet état d'extrême dyspnée dura environ une demi-heure, puis les phénomènes allèrent en décroissant peu à peu et, dans la nuit qui suivit, disparurent complètement. Le lendemain matin la respiration était redevenue complètement libre. Mais on constata alors une tuméfaction de la lèvre inférieure qui resta stationnaire pendant plusieurs heures. Puis la lèvre supérieure, les joues et les paupières furent successivement envahies et à un point tel que le visage était complètement déformé. Sous cette forme très accentuée, les œdèmes persistèrent plusieurs heures. Puis ils disparurent peu à peu et, au bout de trois jours le visage avait repris son aspect normal.

Le malade resta longtemps sans avoir d'attaque semblable. Mais il remarqua, par contre, que sous l'influence d'un traumatisme la région correspondante enfla fortement, à un point qui lui sembla anormal pour les conditions dans lesquelles il s'était produit.

Des tuméfactions apparurent pendant les années qui suivirent mais assez rarement. Habituellement, l'œdème apparaissait d'abord à la face, à une moitié du front ou bien à une joue, passait ensuite de l'autre côté, atteignait les paupières et enfin envahissait les lèvres, descendant jusqu'au voisinage du cou. Survenaient alors de la dyspnée et de la dysphagie. Le malade croyait parfois qu'il allait étouffer. D'autres fois la marche était inverse. Les troubles de la déglutition apparaissaient les premiers, puis survenaient ceux de la phonation et de la respiration.

Partant des limites du cou, la tuméfaction envahissait les lèvres, les joues, les paupières et enfin le front. Une fois ou deux on eut de l'œdème du pénis et du scrotum. Dans les cas légers le cycle durait d'un à deux jours ; dans les cas graves de trois à quatre jours.

Parfois, l'éruption de ces tuméfactions œdémateuses se rattachait à des traumatismes qui avaient atteint la figure. C'est ainsi qu'il y eut successivement un coup sur le front, une chute, une piqûre de moustique à la joue et, toutes les fois, les œdèmes atteignirent une grande intensité. Des traumatismes produisirent aussi de telles tuméfactions aux membres supérieurs et inférieurs. Celles-ci avaient alors la même tendance envahissante et remontaient jusqu'au coude ou à l'épaule.

Et, chez cet homme de soixante-dix ans, la maladie présente encore les mêmes allures qu'autrefois, mais avec moins de fréquence des œdèmes de la face. Cependant, depuis cinq ans, les tuméfactions pharyngées et laryngées avaient fait défaut lorsque le 4 septembre, dans l'après-midi, elles survinrent sans cause connue. Au bout d'un quart d'heure, la trachéotomie semblait nécessaire; il semblait même qu'on ne pût tenter aucune scarification. Le malade faisait d'extrêmes efforts d'inspiration : six heures plus tard, il n'existait plus rien de ces phénomènes qui avaient si fort inquiété l'entourage du malade.

Alors se développa un œdème du visage qui envahit d'abord les lèvres, gagna ensuite les joues, les paupières et enfin le front. Œdème du pénis et du scrotum. Durée de l'attaque : quatre jours.

Les parties œdématiées n'étaient nullement sensibles à la pression et ne causaient au malade qu'une sensation désagréable et pénible de tension. Leur couleur pâle les distinguait du reste de la peau. Elles ne présentaient pas de limites abruptes et se confondaient au contraire insensiblement avec les parties saines.

Le malade est en proie depuis des années à des crises de vomissements périodiques. Elles surviennent depuis l'âge de vingt-six ans tous les quatre à six semaines environ. Il semble que les indigestions, le surmenage, le refroidissement ont une influence sur leur apparition. Leur approche est annoncée par des douleurs, leur durée varie de trois à vingt-quatre heures, leur fréquence entre cinq et trente attaques. Soif ardente que rien ne peut calmer, car le malade vomit tout. Lorsque l'accès tire à sa fin, les douleurs abdominales diminuent, puis disparaissent complètement. Le malade s'endort. A son réveil, il est bien portant et l'appétit revient.

L'auteur cite dans le même article une autre observation où le tableau clinique est semblable au précédent. Il s'agit d'une femme anémique et délicate. L'œdème des paupières était particulièrement intense.

Observation XVI. — Trad. de Widovitz, *Jahrb. f. Kindershelk.*

Henri H... jeune garçon âgé de six ans. A eu jusqu'à l'âge de trois ans des convulsions passagères qui survenaient le matin. Tous les organes sont normaux. Crâne un peu hydrocéphale. Rien à l'examen des urines.

Après une promenade en traîneau vers le milieu de janvier de cette année, grand émoi des parents: le visage de l'enfant présente une tuméfaction énorme qui le rend méconnaissable. Cet œdème s'étend d'une joue à l'autre et descend à environ 4 centimètres au-dessous du menton. L'enfant est amené dans une chambre chaude. Au bout d'une demi-heure de séjour dans la pièce, la tuméfaction disparut. Depuis cette époque, l'œdème facial se reproduit toutes les fois qu'il fait froid. Il présente alors les mêmes caractères et est d'autant plus net que l'enfant se sera tenu tranquille comme dans une promenade en traîneau. Parfois on note de l'œdème des doigts. Les parties œdématiées sont le siège de démangeaisons.

Observation XVII. — Trad. de Rabits-Bey, *Wien. med. Wochens,* 1896.

Léonidas P..., seize ans, originaire de Constantinople. S'est amusé la veille. En se levant, sent une chaleur anormale au visage. En même temps, il se rend compte d'une sensation de tension autour des yeux et s'aperçoit que ses paupières supérieures sont gonflées. Il vient me voir l'après-midi et je constate à mon tour que la peau des paupières supérieures et inférieures est gonflée. Toutes deux forment de chaque côté des tumeurs,

de sorte qu'on ne voit de la cornée qu'une bande de 2 à 3 millimètres de large. Je constate également de l'œdème aux
mains et aux cuisses. Le pouls, la température, la respiration sont normaux. Constipation. Appétit diminué. Rien aux
organes internes. Pas de troubles généraux, aucun malaise sauf
la sensation de tension dans les parties enflées. Urine normale.

L'auteur fait le diagnostic d' « anémie aiguë ».
Pourtant il rappelle dans son article une *autre observation*, publiée par Bergmann, dans le même journal
en 1895. Il s'agit d'une mère et de son enfant qui ont
eu les mêmes manifestations œdémateuses du côté du
visage, des mains et des bras à quelques jours d'intervalle et qui arrivent ensemble à l'hôpital.

Observation XVIII. — Trad. de Widovitz, *loc. cit.*

Oscar B..., jeune garçon âgé de huit ans, d'aspect un peu anémique, mais bien constitué. Sa mère a toujours eu une excellente santé. Son père est un peu névropathe. L'enfant n'a jamais
été malade. Mais, il y a deux ans, survint sans malaise préalable
une enflure des doigts de la main gauche, par un temps très
froid. Depuis cette époque, on a noté à pareille occasion de
l'œdème des joues et des doigts des deux mains.
État actuel : les phénomènes précédemment signalés présentent en ce moment une telle intensité que l'enfant peut à peine
plier ses doigts et que l'œdème de la face donne à son visage un
aspect tout à fait méconnaissable. Les parties œdématiées sont
pâles et assez nettement circonscrites des parties avoisinantes.
À chaque attaque l'on peut constater que l'intensité de l'œdème
est en rapport avec l'abaissement de la température extérieure
et en raison inverse de la durée du séjour que l'enfant a fait
hors de la maison.
Rien au cœur.

Urines : Pas d'albumine. Quantité 1230 centimètres cubes. Densité 1014.

Observation XIX. — Trad. de Max Josef, *Wien. med. Presse,* 1889.

K. W...., jeune garçon de cinq ans, arrive dans ma policlinique, le 9 mai 1888. Depuis deux ans, toutes les fois, dit sa mère, qu'il sort lorsqu'il fait froid ou qu'il fait du vent, survient un œdème circonscrit à la peau du visage et des mains. Dès qu'il sort par un tel temps, ces tuméfactions se font instantanément, mais elles disparaissent au bout de 10 à 15 minutes dans la température d'une chambre chaude. Il faut noter que les œdèmes n'apparaissent qu'aux endroits non couverts et que si l'enfant met des gants, les mains sont épargnées, le visage seul est atteint.

L'hiver dernier, une hémoglobinurie paroxystique est venue s'associer à la maladie. Le malade a des frissons, les extrémités froides, et rend une urine dans laquelle les analyses chimique et microscopique ont révélé une grande quantité d'hémoglobine. Cette hémoglobinurie est certainement secondaire à l'œdème, car on note beaucoup plus souvent ce dernier chez notre malade, et, lorsqu'il survient de l'hémoglobinurie, c'est qu'il a toujours déjà fait son apparition. Il est probable que l'impression du froid a produit l'œdème de la peau, qu'il s'est fait alors là une désagrégation des globules rouges et que l'hémoglobine seule s'est éliminée par les reins. Toutes les manifestations disparaissent si le malade, porté au lit, transpire convenablement.

La mère attribuait le mal à un abus du vin de Tokay.

Observation XX. — Trad. de Max Josef, *loc. cit.,* 1890.

M. I..., mécanicien, trente-sept ans. Remarque depuis quatre ans des tuméfactions qui se produisent en différentes régions, mais surtout à la face, aux lèvres, au menton et à la paupière supérieure. Ces œdèmes apparaissaient assez soudainement et disparaissaient plus ou moins vite dans l'espace d'une à vingt-quatre heures. Le malade dit que la première fois l'œdème apparut en même temps qu'une attaque de rhumatisme articulaire aigu qui frappa le genou et le poignet.

C'était un alcoolique. Son état fut amélioré par la suppression de l'alcool.

Cette observation est un bel exemple de la complexité des œdèmes vaso-moteurs. L'auteur diagnostique un œdème aigu circonscrit, mais cet œdème a coïncidé une fois avec un rhumatisme articulaire aigu et a fait son apparition chez un homme, dont le système nerveux est plus ou moins touché par l'abus de l'alcool.

Observation XXI. — Elliot, *Medical Record*, 1891.

Homme âgé de quarante-neuf ans, fort et vigoureux ayant toujours joui d'une excellente santé. Il y a neuf mois, alternatives de diarrhée et de constipation. Un mois après, tuméfaction du volume d'un œuf sur les pieds. Elle dure vingt-quatre heures. Mais plus remarquables sont des poussées d'œdème qui se font sur le visage. Les lèvres ont l'aspect de saucisses. Coïncidant avec ces poussées œdémateuses, on note de l'*urticaire vulgaire* sur tout le corps. L'endroit qui se tuméfiait était le siège d'une certaine gêne et de prurit. Cet homme était un alcoolique et son état fut amélioré par la suppression de l'alcool.

Observation XXII. — Haplin, *Rev. med. Suisse. Rom.*

M. S..., vingt-cinq ans. Réglée à treize ans. Mariée à dix-neuf ans. Pas d'enfants. Père mort subitement à cinquante-trois ans. Mère morte à soixante-trois ans, de pleurésie. Ni frères, ni sœurs.

Elle se plaint de deux sortes de maux : des enflures locales et des crises gastro-intestinales.

A l'âge de sept à huit ans, tuméfactions éphémères en divers endroits du corps. Notamment à la face, aux paupières, aux lèvres. L'enflure, de la grandeur de la paume de la main, commençait par un sentiment de tension. Elle mettait une demi-journée pour arriver à son maximum d'intensité, restait stationnaire le même temps et décroissait ensuite régulièrement.

Les crises gastro-intestinales datent aussi de l'enfance. Elles se montraient en moyenne chaque semaine, affectant quelquefois comme certaines migraines une périodicité hebdomadaire, apparaissant par exemple tous les lundis ou tous les samedis. Envies de vomir et vomissements. Envies de dormir telles, que la malade s'endort effectivement entre chaque vomissement.

Les enflures et les crises gastro-intestinales, sans paraître en rapport direct, sans alterner régulièrement, coïncident quelquefois, ou se succèdent de près, ce qui fait dire à la malade dans ce dernier cas que l'enflure lui est rentrée dans le ventre.

En 1880, au cours d'une grossesse, enflure de la gorge et dysphagie. La malade dit que, depuis le début de sa grossesse, la figure était souvent enflée et que la pression du doigt y laissait son empreinte.

En janvier 1885, enflures et crises abdominales à peu près aussi fréquentes qu'autrefois. L'enflure commence par un petit point d'induration qui s'étend rapidement sur une grande surface.

Tirage. Légère dysphagie. Noix vomique au moment des enflures. Parfois la malade a la sensation d'un gonflement intérieur de l'estomac. Fréquemment aussi, enflure des extrémités.

L'auteur faisait de cette observation un type d'urticaire massive. N'en est-ce pas un aussi net de la maladie de Quincke ?

Observation XXIII. — Rapin, *loc. cit.*

Une dame consulte l'auteur pour une enflure qui avait envahi la moitié supérieure du front et s'étendait en nappe sous forme d'une plaque indurée, de coloration rosée, limitée par un bord en relief. Elle s'était aperçue de cet état à son réveil. Le lendemain, tout avait disparu.

Observation XXIV. — Milton. *Edinburg. med. Journal.*

Fille de vingt ans fortement constituée. Elle portait sur le front une large plaque dure allant d'une tempe à l'autre et empiétant sur les paupières. L'affection durait depuis dix-huit mois avec des alternatives de rémission et de rechutes. L'éruption disparaissait et reparaissait presque instantanément. Elle était modérément prurigineuse et gênait surtout par la sensation de tension des téguments. La menstruation n'exerçait aucune influence sur le retour du gonflement.

Observation XXV. — Negel de Jassy, *Presse médicale*, 1884.
    Anasarque.

L'auteur a observé une femme de quarante ans, présentant cependant dans ses antécédents quelques manifestations d'impaludisme et quelques douleurs dans les jointures, mais à part cela d'assez forte constitution. Il y a dix ans, en se baignant comme d'habitude dans une rivière, sans s'en apercevoir, elle est devenue gonflée de tout le corps, de sorte qu'on a été obligé de la faire retirer de l'eau. Elle accusait en même temps des démangeaisons et une cuisson généralisées. Quelque temps après elle a eu des troubles gastriques, vomissements, douleurs d'estomac, ballonnement du ventre. Pendant sept ans consécutifs l'œdème du corps n'a pas reparu et ce n'est qu'en 1881 qu'il est revenu pour la seconde fois, etc.

La malade affirme que ce même gonflement apparaît sous

l'influence de l'air froid ou par le simple contact d'un corps froid. En sortant elle n'a de gonflé que les oreilles ou le nez si elle n'a pas pris la précaution de les recouvrir.

A l'examen des urines : pas d'albumine ni de sucre.

Observation XXVI. — Trad. de Riehl, *loc. cit.*

A. R., mécanicien, trente-trois ans. N'a jamais été malade. N'a pas eu de syphilis. Dans sa famille, il n'y a ni maladies nerveuses, ni maladies cutanées.

Il y a trois ans, huit jours après son mariage, apparut, à la suite de fatigues physiques et peut-être aussi d'un courant d'air, un œdème de la joue gauche. Il mit d'un à trois jours pour s'installer, persista pendant deux jours, puis disparut. Mais il réapparut au même endroit quinze jours après pour se répéter depuis cette époque à des intervalles presque réguliers. Il y a environ deux ans et demi, la joue droite tomba malade et depuis environ un an la peau de cette région resta un peu gonflée après la disparition de l'œdème. Celui-ci apparaît sans phénomènes concomitants, sans douleur, accompagné seulement d'une légère sensation de tension. Jamais de maux d'estomac ou d'intestin. Son enfant qui a deux ans est bien portante.

Dans la nuit de Noël survint de la dysphagie et de la dyspnée. Les phénomènes reparurent encore deux fois et durèrent chaque fois un jour.

Notre homme est fort, bien nourri, le teint du visage est normal. A l'examen on constate sur les deux joues une tumeur symétrique, de consistance demi-molle et gardant l'empreinte du doigt. L'œdème, légèrement rosé, s'étend sans limite précise depuis l'orbite jusqu'au sillon naso-labial d'une part et d'autre part jusqu'à l'articulation temporo-maxillaire et jusqu'au menton. Rien à l'examen des organes internes. Pas de fièvre. Ni albumine, ni sucre dans les urines.

Deux jours après leur début, tous ces phénomènes œdémateux avaient disparu, mais la peau des joues paraissait sensiblement

épaissie, dans la région zygomatique. La sensibilité était normale. Elle n'était nullement douloureuse. Le périoste n'était
pas épaissi.

Observation XXVII *(inédite),* prise dans le service de M. le
médecin-major Benoit, répétiteur à l'École.

*Maladie de Quincke chez un jeune soldat, ayant évolué
en trois jours, œdème de la face, des jambes et du poumon.*

Le nommé François D..., maître d'études avant son arrivée
au corps, actuellement soldat au 158e ligne en garnison à Lyon,
entre à l'hôpital militaire Desgenettes le 21 novembre 1897
avec le diagnostic : « œdème de la face et des jambes ».

C'est un homme de taille moyenne, bien constitué et habituellement bien portant. Il aurait eu une méningite dans son
enfance (?). A l'âge de douze ans, à la suite d'ingestion d'eau gla-
cée (?) il aurait eu des accidents de péritonite ayant évolué en
quinze jours (?). Pas de rhumatisme, pas de syphilis. Dans sa
famille il n'y a pas de maladies nerveuses ; personne n'a présenté des accidents analogues aux siens.

20 novembre. — A son réveil, le malade s'aperçoit que sa
figure et ses jambes sont enflées. Examiné à la visite il est
envoyé à l'hôpital.

21 novembre. — Le malade paraît abattu. Ce qui frappe
immédiatement, c'est un œdème considérable ayant envahi
toute la face. Les paupières sont gonflées des deux côtés, les
lèvres sont fortement tuméfiées. Le front et les joues sont également infiltrés. En découvrant le malade, on note que les
jambes sont également œdématiées.

Depuis son arrivée à l'hôpital, le malade tousse beaucoup
mais il crache à peine. Son expectoration est sans caractères
particuliers. Il respire difficilement. A l'auscultation, on constate en effet en arrière aux deux bases des quantités de râles
fins, crépitants. Les vibrations sont presque abolies, la sonorité un peu diminuée.

Rien à l'examen du cœur. Aucun signe d'asystolie.

Le malade est constipé. Rien au foie.

Examen des urines : pas d'albumine. Pas de sucre. Urines rares.

La température oscille autour de 37 degrés.

En présence de ces symptômes et de l'intégrité des appareils circulatoires, rénal et hépatique, M. le médecin-major Benoît pose le diagnostic d'œdème vaso-moteur de la face, des jambes et du poumon. Le malade est mis néanmoins au régime lacté.

21 novembre. — Le malade a bien dormi. L'œdème des jambes a sensiblement diminué. Mais il persiste encore nettement à la face. Les urines rares la veille sont revenues à leur quantité normale. Elles sont claires, et ne contiennent pas d'albumine. On entend encore à l'auscultation des deux bases, les râles fins d'œdème pulmonaire. On continue le régime lacté.

23 novembre. — Le malade se sent beaucoup mieux, respire plus facilement, ne tousse plus. L'œdème des jambes a disparu, mais celui de la face persiste encore autour du nez. A l'auscultation, les signes d'œdème pulmonaire ont disparu. Le malade qui prend 3 litres de lait par jour émet des urines claires et abondantes.

Quantité en vingt-quatre heures, 2 lit. 500

Densité 1,010. Urée, 0,005 par litre.

Toujours pas d'albumine.

24 novembre. — Le malade est examiné avec soin dans un service voisin au point de vue de son état nerveux. On ne découvre rien de particulier. Son champ visuel a une amplitude normale des deux côtés.

L'œdème de la face persiste encore autour du nez.

On supprime le régime lacté et on alimente le malade.

25 novembre. — Le soldat guéri ne se plaint que d'un peu de faiblesse dans les jambes. On le garde encore à l'hôpital.

30 novembre. — Exeat. Retourne à son régiment.

CHAPITRE IV

ŒDÈMES VASO-MOTEURS CHRONIQUES
LÉONTIASIS NÉVROPATHIQUE

DÉFINITION. — Les œdèmes vaso-moteurs que nous venons d'étudier peuvent passer à l'état chronique, soit d'emblée, soit après des intermittences de durée variable, et créer ainsi un véritable éléphantiasis du visage. Si ce dernier envahit la face tout entière, on peut lui donner le nom de *léontiasis névropathique*. Il est donc nécessaire de préciser, avant d'entrer dans l'étude des faits eux-mêmes, ce qu'on entend aujourd'hui par éléphantiasis et ce que représente cette expression quelque peu barbare de léontiasis.

« On appelle éléphantiasis, dit A. Broca, dans le *Traité de chirurgie*, les augmentations considérables de volume engendrées par l'œdème inflammatoire chronique, œdème dur, dans lequel le système lymphatique semble jouer le rôle prépondérant. » Déjà, MM. Besnier et Brassac, jugeant cette définition imparfaite, croyaient devoir y faire entrer l'intervention du système veineux. Mais telle qu'elle est donnée, elle fait cesser la confusion que créait la synonymie avec la lèpre, appelée quelquefois encore éléphantiasis des Grecs, et une autre maladie, l'éléphantiasis des Arabes, *Elephas morbus*, de Lucrèce. C'est qu'en effet ce terme qui, autrefois, devait rappeler la comparaison de certaines lésions avec les jambes d'éléphant, ne doit plus être réservé aujourd'hui qu'à des états pathologiques comparables, créés au cours de diverses maladies par la persistance de l'œdème et des altérations qu'il détermine. Pour nous, ne voulant retenir des longues discussions auxquelles il a donné lieu, qu'il n'a plus de signification en tant qu'entité morbide, nous l'emploierons pour désigner une fibrose hypertrophique de la peau et des plans sous-jacents, consécutive à un œdème prolongé. Il s'agira donc de déterminer si les œdèmes vaso-moteurs sont capables de produire ces modifications.

Leur résultat à la face sera évidemment une déformation persistante du visage. Hâtons-nous de dire qu'elle est rare, même lorsqu'il s'agit, comme l'a démontré Winivarter dans son article sur l'éléphantiasis du visage dans la *Chirurgie de Billroth et Lücke*, de processus inflammatoires locaux aigus ou chroniques, qui ont pour le développement de l'éléphantiasis aux extrémités une si grosse importance. Les érysipèles, lymphangites, lymphadénies, tumeurs, etc., sont fréquents à la face, mais ce n'est qu'exceptionnellement qu'ils provoquent un épaississement éléphantiasique ; la suppuration ou l'oblitération cicatricielle des glandes lymphatiques dans la région sous-maxillaire et sur les côtés du cou ne provoque presque jamais de stase lymphatique du visage, alors qu'elle survient assez souvent et même rapidement si les glandes inguinales sont atteintes des mêmes lésions. La raison s'en trouve encore cette fois dans des dispositions particulières de la région. La circulation lymphatique de la face est extraordinairement favorisée par l'influence de la pesanteur. Il s'établira difficilement un barrage permanent. En outre, il est certain que la peau du visage présente une vitalité particulière. Mais lorsque de telles tuméfactions arriveront à se former, par un mécanisme que nous chercherons à expliquer, elles seront certainement très tenaces. Nous retrouverons, cependant, là encore, ce caractère particulier aux lésions œdémateuses névropathiques, qui leur permet de disparaître, pour ainsi dire spontanément, et au moment où l'on s'y attend le moins. D'autre part, l'éléphantiasis qu'elles produiront pourra concerner toute la peau du visage ou, au contraire, intéresser encore seulement des portions de celle-ci, telles que les paupières, les lèvres, le nez, le front, les oreilles. Chacune de ces parties présentera alors isolément ce que nous allons en dire dans une description générale.

DESCRIPTION. — Dans le premier cas on voit, en effet, se produire des tuméfactions moyennement résistantes, quelquefois un peu flasques, de différentes dimensions. Elles siègent aux paupières, au front, au-dessous des yeux, envahissent le sillon naso-labial, le nez, les lèvres, la région parotidienne. Il arrive souvent qu'elles soient séparées entre elles par des sillons assez profonds, dont le résultat est de leur donner un aspect sacciforme. Les paupières surtout forment des bourrelets proéminents qui ferment parfois complètement la fente palpébrale, et la vision est souvent fortement gênée par ces tumeurs appendues aux régions orbitaires et frontales. Les lèvres sont extraordinairement épaissies et forment deux masses, résistantes ou dépressibles, selon les cas, qui produisent une déformation s'étendant jusqu'au menton. Le nez, gonflé et épaissi paraît néanmoins aplati, parce que sa proéminence normale s'efface entre les tumeurs que forment les joues. La peau qui recouvre ce tissu cellulaire œdématié conserve une apparence presque normale, contrairement à ce qui se passe lorsque ces déformations sont le résultat de phénomènes inflammatoires. Elle n'est que fortement tendue et, malgré une certaine élasticité qu'elle possède encore, on ne peut la plisser. Signalons, en passant, que s'il existe de l'ectasie des vaisseaux lymphatiques, nous n'avons pu, dans notre cas, qui leur était cependant certainement imputable, en sentir le relief qu'accusent quelques auteurs. Sur leur foi, nous admettrons aussi que la muqueuse de la cavité buccale peut être repoussée par l'infiltration qui la transformerait en un bourrelet circulaire et pourrait également rétrécir les orifices du nez.

Il nous semble possible de donner à de telles déformations le nom de léontiasis névropathique, en raison de l'aspect léonin qu'elles donnent à la physionomie. L'expression elle-même n'a rien de scientifique. C'est Constantin l'Africain qui l'invente au iiᵉ siècle, pour désigner la lèpre léonine. Puis, c'est Bazin qui l'introduit dans le domaine de la scrofule, pour désigner la scrofulide tuberculeuse hypertrophique. Enfin, ce sont Maurice Raynaud et Goulard qui l'emploient pour dési-

guer les syphilodermies hypertrophiques tubercu-
leuses ou papuleuses confluentes de la face, à cause de
l'infiltration diffuse qui les accompagne. Après avoir
constaté l'analogie seulement dans le résultat, bien en-
tendu, de ces lésions avec notre œdème syphilitique
vaso-moteur chronique de la face, nous avons jugé que
l'expression de léontiasis s'y adaptait également, mais
qu'elle s'appliquait aussi bien aux œdèmes de Quincke
devenus persistants. Nous n'attachons, d'ailleurs, que
peu d'intérêt à ce point qui ne doit ces quelques lignes
qu'au côté pittoresque du vocable imaginé un peu
naïvement par les premiers auteurs.

PATHOGÉNIE. — Mais il en est un autre qui présente
un intérêt beaucoup plus considérable, en ce sens qu'il
nous ramène à la pathologie générale et à la pathogénie de notre affection. Il semblerait, d'après ce qui
précède, que nous insistions davantage maintenant sur
l'œdème lymphatique, alors que nous n'en avons parlé
d'une façon quelque peu suivie qu'au chapitre consacré
au rhumatisme et à la syphilis. C'est qu'en effet, à la
bien considérer, cette expression d'œdème lymphatique
ne signifie pas grand'chose par elle-même. il serait en
effet possible de prétendre que tous les œdèmes sont
lymphatiques si l'on veut bien admettre que l'œdème
n'est qu'une collection pathologique de produits d'origine sanguine plus ou moins directe où les éléments
figurés sont en quantité très variable, amenés dans les
voies lymphatiques ou les interstices des tissus par des
obstacles mécaniques, des phénomènes inflammatoires
ou des troubles vaso-moteurs.

C'est donc le passage à l'état chronique de ces derniers seuls que nous allons envisager. C'est, croyons-nous, Riehl le premier qui ait signalé le fait à la face. Il constate avec surprise, à propos d'une observation que nous avons précédemment rapportée, qu'une de ses malades conservait, après chaque poussée œdémateuse, un épaississement plus considérable de la peau. C'est encore à propos de la face que M. Hallopeau disait à la Société Française de Dermatologie en 1893 : « L'urticaire peut laisser à sa suite une tuméfaction œdémateuse généralisée du tégument externe, cette tuméfaction peut devenir persistante et rappeler, par sa dureté et par sa résistance à la pression du doigt, celle du myxœdème, dont elle diffère par l'absence d'aspect porcelainé, de sécheresse et de rugosité de la peau, ainsi que par l'intégrité des fonctions psychiques. » Mais le fait était connu depuis longtemps dans les maladies nerveuses. Si nous n'avons pu en retrouver des exemples à la face, cela tient d'une part à ce que l'œdème facial, comme nous l'avons vu, est rare dans ces affections et, d'autre part, à ce que son passage à l'état chronique exige les conditions particulières qui ont été précédemment signalées. En outre, sans rien anticiper sur un diagnostic qui nous occupera plus loin, il faudrait peut-être analyser ces innombrables observations de myxœdème qui ont été publiées dans ces quinze dernières années et voir si l'on n'a pas fait trop aisément des crétins, d'individus présentant des troubles psychiques imputables à de l'hystérie ou à de l'épilepsie accompagnant une bouffissure chronique de la face, dépendant de ces névroses.

En tous cas l'éléphantiasis hystérique existe et, dans la thèse de Follet, 1895, on en trouve des observations typiques aux membres inférieurs.

Par quel mécanisme l'œdème hystérique, par exemple, devient-il chronique, c'est ce qu'il est plus difficile de préciser. Nous avons vu, à propos de ces œdèmes, que Vulpian considérait déjà la transsudation nerveuse par elle-même comme constituant le premier phénomène d'un travail inflammatoire, car il y avait pour lui dans ces phénomènes, quelque chose de plus qu'une dilatation neuro-paralytique des vaisseaux, un élément d'altération trophique de la paroi vasculaire. Il doit alors être possible, à un moment donné, à ces modifications devenues permanentes d'acquérir un rôle si important, qu'elles enlèvent à ces fluxions, survenant au cours des névroses, leur caractère si particulier d'intermittence. D'ailleurs, si l'on peut constater avec Laycock que l'œdème répond à des territoires nerveux sans rapport avec aucune distribution anatomique, il n'en résulte pas que ceux-ci échappent à une influence émanée de centres nerveux distincts qui commandent cependant ces localisations morbides spéciales. Nous ne saurions dire de quelle nature est cette influence. Mais dès lors qu'il est possible qu'elle existe, il semble logique de penser que la persistance de l'œdème sera en rapport direct avec la cause qui aura déterminé la mise en jeu de l'appareil régi par ces centres, c'est-à-dire qu'on se retrouve en présence de la névrose elle-même, dont l'essence même nous échappe.

L'ÉLÉPHANTIASIS RHUMATISMAL des membres existe également. Il a été signalé par quelques auteurs, entre autres par M. le professeur Debove, dans un article sur l'œdème segmentaire des membres inférieurs. Il le distingue très nettement du précédent, « car, dit-il, ce n'est un œdème névropathique que si on veut appliquer cette épithète à tous les syndromes dont on ne peut donner une explication pathogénique satisfaisante. »

C'est un reproche que nous ne craignons pas d'avoir encouru.

M. Albert Mathieu intervint dans la discussion soulevée par M. Debove pour faire remarquer que le rhumatisme donnait des œdèmes dont le passage à l'état chronique se faisait de deux façons fort différentes : d'une part, en provoquant la formation de pseudo-lipomes ou de lipomes vrais et, d'autre part, en créant le pseudo-éléphantiasis rhumatismal. Chez une de ses malades on notait de l'œdème d'aspect éléphantiasique des jambes et des pseudo-lipomes symétriques des cuisses, et l'auteur déclare être arrivé à la conclusion suivante : « qu'il y a une succession ininterrompue de faits allant de l'œdème névropathique et du pseudo-lipome dont l'œdème, d'aspect éléphantiasique, serait une des modalités cliniques, au lipome vrai. »

Ce qu'il faut retenir pour nous, surtout de ce qui précède, c'est d'abord cette sorte d'équivalence entre le lipome et le pseudo-éléphantiasis rhumatismal, c'est ensuite ce fait d'ordre général que l'une ou l'autre de ces manifestations ne relève pas de causes locales. Comme le pseudo-lipome rhumatismal a surtout été signalé dans la région sus-claviculaire, il pourrait y avoir tendance à croire que c'est là son siège exclusif, alors que M. Mathieu et d'autres auteurs en ont rapporté des exemples siégeant ailleurs.

Mais, comme nous l'avons dit plus haut, que ce soit l'infiltration séreuse qui prépare ou provoque l'accumulation de la graisse ou qu'il s'agisse dans le rhumatisme, plutôt d'un œdème cellulaire qu'intercellulaire qui crée le lipome, il n'en reste pas moins permis d'en tenter une explication un peu différente de celles qui ont été fournies jusqu'ici, surtout si elle a pour but d'éclairer en la divisant cette grande classe des *manifestations arthritico-névropathiques*. Nous disions, en effet, au chapitre du rhumatisme, quelle importance nous croyions devoir attribuer à la peau et aux influences qui régissent sa physiologie pour expliquer l'œdème arthritique. Nous pensons qu'il en est de même pour interpréter son passage à l'état chronique. Landouzy avait déjà émis l'opinion qu'il fallait chercher la raison de ces localisations particulières dans une altération des centres nerveux.

Si donc nous voulons admettre que celle-ci retentit vivement sur la peau, voici comment nous chercherons à expliquer ces obésités locales. Dans une région déterminée, mais quelconque, sans rapport avec l'anatomie d'un ou de plusieurs nerfs, mais sous l'influence d'un centre distinct, la peau est malade. Il n'est pas nécessaire qu'il s'agisse d'une maladie cutanée vraie, il suffit pour cela, que sa physiologie soit troublée. Des causes externes y contribueront certainement. L'élimination des sécrétions normales s'y fera mal ou ne s'y fera pas du tout et alors nous aurons de l'eau H_2O, de l'acide carbonique CO_2, de la matière grasse et sébacée, normalement amenés à l'extérieur, qui vont s'accumuler, fournissant ainsi tous les éléments de la graisse d'un lipome, toutes les raisons d'une obésité locale.

L'ÉLÉPHANTIASIS SYPHILITIQUE paraît avoir attiré davantage l'attention, mais il ne semble pas avoir suscité, à tort d'ailleurs, autant d'interprétations que le pseudo-éléphantiasis rhumatismal.

Il semble qu'on ait accepté de suite l'hypothèse d'une inflammation se surajoutant à la stase lymphatique pour en déterminer la permanence. Si le fait est exact, il n'est cependant pas toujours évident. Quoi qu'il en soit dans la *Deutsche medicinische Wochenschrift* de 1886, Finger disait : « Notre indurative Œdem, c'est ce que les Français appellent œdème dur, induration scléreuse, éléphantiasis syphilitique, œdème éléphantiasique, chancre diffus érysipélateux. C'est une affection syphilitique peu connue et pourtant intéressante, dont les Français se sont plus occupés que nous. C'est un épaississement progressif de la peau, absolument indolore et sans fièvre; le tissu cellulaire acquiert une résistance toute particulière, élastique et sèche, qui se différencie nettement de l'œdème hydropique, de la dureté inflammatoire ou phlegmoneuse ». Par contre, Kaposi, dix ans plus tard, déclarait à la Société Viennoise de Dermatologie, à propos d'un cas d'épaississement éléphantiasique présenté par Neumann : « qu'entre l'éléphantiasis et la syphilis, il n'y a d'autre rapport qu'entre l'éléphantiasis et toute autre affection pouvant déterminer l'hypertrophie du tissu conjonctif ; ce rapport n'est autre que l'infection streptococcique dans la majorité des cas ». Mais Kaposi n'avait en vue que ces œdèmes syphilitiques développés au voisinage d'une lésion et, dans le cas particulier, il s'agissait d'une gomme.

Il en est de même dans ces infections qui se surajoutent aux œdèmes qui entourent un chancre ou de ceux qui avoisinent les syphilides précoces ou tardives de la face et sur lesquels M. Hallopeau et Lerrede, dans leur *Dermatologie* (1900), attirent, après Tuffier, l'attention.

Nous voulons en retenir leur affirmation que le réseau lymphatique de la face est si serré, si difficile à injecter, qu'il y prédispose certainement, car nos œdèmes vaso-moteurs qui s'établissent par son intermédiaire sont sous l'influence d'une intoxication générale et ne dépendent nullement d'une cause locale. Toutefois, comme nous admettons en grande partie les conclusions de Piéry, dans sa thèse de cette année, nous croyons aussi que, même dans ces œdèmes prolongés, l'élément inflammatoire peut être appelé à jouer un certain rôle. Il serait peut-être possible de retrouver une infection surajoutée dans l'observation que nous publions plus loin, infection qui se serait faite alors par les orifices naturels du visage, car, nulle part, les téguments de la face ne présentaient chez notre malade de lésion syphilitique ou autre, ni de solution de continuité. Aussi, ne saurions-nous contester dans ce cas, et les observations d'éléphantiasis de la face chez les syphilitiques sont vraiment trop restreintes pour permettre la discussion, qu'il soit possible que du streptocoque ait pénétré dans les voies lymphatiques, d'ailleurs, largement ouvertes

par l'œdème déjà constitué, en choisissant une porte
d'entrée quelconque, pour oblitérer au moins partielle-
ment le réseau facial et contribuer ainsi à la dermite
fibreuse. Toutefois, si le fait est possible, il ne faut pas
se hâter de le déclarer certain et peut-être l'éléphantiasis syphilitique doit-il bénéficier dans une certaine
mesure de l'explication, que l'on peut tenter des œdèmes
DE QUINCKE PASSÉS A L'ÉTAT CHRONIQUE.

Sans revenir aucunement sur les différentes interprétations pathogéniques que nous avons données plus
haut de ces œdèmes, nous nous bornerons à rappeler
qu'on pouvait admettre que, cliniquement, l'activité
vaso-motrice d'un territoire nerveux se trouvait modi-
fiée, soit surexcitée, soit anéantie. Mais il arrive que la
durée du phénomène ne soit pas aussi éphémère que le
fait penser la description de Quincke. L'œdème, ordi-
nairement après de fréquentes intermittences, quelquefois aussi d'emblée, se montre rebelle et la tuméfaction
passe à l'état chronique. Le résultat se trouve être
l'épaisissement de la peau et de l'hypoderme qui pren-
nent une consistance fibreuse. On se trouve en présence
d'un pseudo-éléphantiasis de la face.

Mais il nous semble qu'il soit impossible d'affirmer
davantage comme l'ont fait quelques auteurs qui décri-
vent une dermite chronique fibreuse hypertrophique
avec ou sans ectasies lymphatiques. C'est qu'en effet
l'anatomie pathologique de toutes ces lésions reste
encore à faire. Il existe bien des auteurs allemands qui ne
craignent pas de dire qu'ils ont dans ces conditions
harponné des fragments de tissus qu'ils ont soumis à
un examen histologique. De tels procédés, peu admis-

sibles et assez peu scientifiques en eux-mêmes, sauraient encore bien moins trouver leur application lorsqu'il s'agit du visage.

CRITIQUE. — Au premier abord, il semble toutefois
que le mécanisme même de la production des œdèmes
circonscrits, l'existence éphémère de troubles vaso-
moteurs *sine materia*, angio-neurotiques, soit incompa-
tible avec une altération permanente et matérielle
des tissus. A ce propos M. le professeur TEISSIER
disait en 1887 : « Tant que les vaisseaux ne subissent
aucune altération et que tout se borne à un œdème par
simple dialyse exosmotique, cet œdème peut disparaître
et reparaître facilement. Mais, si dans certaines circon-
tances, le sang s'est coagulé dans les vaisseaux capillaire, par suite d'un arrêt trop prolongé, sous l'influence
d'une irritation trop durable, l'œdème pourra persister
longtemps après que l'irritation aura cessé. » Il est
possible d'expliquer l'induration des tissus en admet-
tant que, s'il s'est épanché un liquide riche en fibrine
et en globules blancs celui-ci pourra se coaguler et former le premier stade d'une organisation dont les autres
étapes, telles que la vascularisation, etc., nous échappent.
Lorsque le liquide de l'œdème fait irruption dans les
mailles du tissu conjonctif, il est accompagné par de
nombreux leucocytes. Malgré Cohnheim, cette migra-
tion n'est nullement pathognomonique encore de l'inflammation et, pourvu qu'elle ait quelque intensité, la
dilatation neuroparalytique des vaisseaux suffit à la
provoquer. Pas contre, il est possible que les phénomènes d'inflammation chronique résultent de l'irritation

constante à laquelle sont soumises les cellules ou de la transsudation, quelque légère soit-elle, qui résulte pour elle de chaque poussée œdémateuse.

Mais il y a peut-être place pour une autre explication plus en rapport avec ce que nous-mêmes avons cru pouvoir formuler au sujet de la pathogénie de ces œdèmes circonscrits. S'il existe des *angio-névroses*, il existe aussi des *tropho-névroses*, et l'on a peut-être même abusé quelque peu de ces expressions, comme le faisait remarquer si clairement le professeur Eulenbourg de Berlin au Congrès de Copenhague. Il importe seulement de ne pas les employer dans un sens trop vague. Il faut distinguer les névroses vaso-motrices véritables d'une part et, d'autre part, cette classe si riche aujourd'hui des trophonévroses, mais nous pensons qu'il faut faire une place aux formes mixtes qui relèvent et de lésions vaso-motrices et de lésions nutritives d'origine nerveuse. Il est juste d'ajouter que l'existence de ces filaments nerveux trophiques ne repose que sur des expériences de physiologie. Il existe même des physiologistes de grand mérite qui nient l'existence des nerfs trophiques. Sans entrer nullement dans le détail des expériences et des controverses auxquelles elles ont donné lieu, il semble cependant établi que ces nerfs ont des centres, tout comme les nerfs vaso-moteurs ont les leurs, que ceux-ci se trouvent dans le sympathique et dans la moelle. La conclusion qui s'impose c'est que *les nerfs vaso-moteurs et les nerfs trophiques qui interviennent dans la nutrition des tissus* vont pouvoir être soumis simultanément dans certaines conditions à des excitations émanées du grand sympathique. Il sera même bien souvent fort difficile de préciser quels sont, parmi ces troubles produits, ceux qui reviennent aux uns ou aux autres de ces nerfs. Mais rappelons-nous notre hypothèse de l'œdème circonscrit souvent primitif, c'est-à-dire dans la majorité des cas, cause et nullement résultat de l'irritation sympathique. Il en résulte que la persistance ou la répétition très fréquente des tuméfactions localisées à une région y trouble la nutrition des tissus, non seulement *par sa présence même*, mais en quelque sorte encore *par voie réflexe*. Envisagés dans leur ensemble, ces troubles de l'innervation nutritive se composent de trois formes principales :

a) Tout le groupe des lésions atrophiques ;

b) Toutes les formes d'hypertrophies ;

c) Et enfin toute une catégorie de lésions irritatives pour lesquelles on a créé le groupe *des dystrophies et des paratrophies névropathiques.* C'est à ces dernières, nous semble-t-il, que se rattache la variété d'œdème qui nous occupe actuellement sans qu'il soit possible d'éclairer davantage ce point de pathologie, difficilement abordable aux procédés expérimentaux, mais en tous cas laissé trop longtemps à part par les méthodes physiologiques. Dans ces conditions, le passage à l'état chronique dépend sans aucun préjudice de l'opinion exprimée plus haut, au sujet de l'œdème comparé à un premier stade inflammatoire, de circonstances en rapport dans chaque cas particulier avec la marche et la nature même de la maladie.

D'ailleurs pour tous ces œdèmes chroniques de la face, même lorsque la tuméfaction semble définitivement constituée, *le caractère variable et capricieux* qu'on retrouve toujours au fond de tous ces troubles vaso-moteurs, peut encore se manifester. On a vu la disparition spontanée ou graduelle de volumineuses infiltrations de cette nature arrivées à une grande induration et contre lesquelles toute thérapeutique avait été impuissante.

La masse éléphantiasique se ramollit, la peau est moins tendue, moins adhérente aux parties profondes et, si le malade ne guérit pas complètement, son état s'améliore néanmoins beaucoup.

Aussi, dans les observations suivantes croyons-nous ne rien devoir supprimer des commentaires qu'en ont fait les auteurs eux-mêmes, tant au point de vue du diagnostic que du traitement. Dans toutes, l'aspect diffus de la physionomie, le boursouflement de la figure, le gonflement des paupières a fait penser plus ou moins au masque caractéristique du *myxœdème* et à sa paresseuse mimique. Les traitements les plus variables ont été employés et l'on pourra juger de leur peu de rapport avec les résultats obtenus.

Observation XXVIII. — Trad. de Ries. (Inaug. Dis., 1887.)

Jeune fille, âgée de dix-sept ans, couturière. Crâne mésocéphale. Le visage est pâle, fortement tuméfié, brillant. La fente palpébrale est très rétrécie. Les tissus sont résistants au toucher. Depuis longtemps la malade est sujette à des épistaxis. Celles-ci semblaient dépendre d'un polype nasal que Baginsky extrait à la malade il y a trois ans. Il institue le traitement d'une rhinite chronique qui a fait des rechutes fréquentes, mais existe à peine aujourd'hui.

Depuis quatre ans la figure a été atteinte à différentes reprises de tuméfactions accompagnées de rougeur, qui revenaient à de très courts intervalles. Dans la première année la tuméfaction disparaissait peu à peu après chaque accès. Mais, somme toute, l'état œdémateux lui-même restait stable. La mère signale qu'au début les accès coïncidaient avec l'apparition des règles, mais qu'ils étaient plus fréquents que ces dernières, attendu qu'on les voyait apparaître alors tous les huit ou quinze jours, puis toutes les trois semaines. Dans ces derniers temps au contraire, ils n'apparaissaient que toutes les huit semaines. Au moment où le polype nasal fut traité, ils disparurent pendant quatre mois. L'intensité des différents accès a été très variable. Tantôt on eut de la rougeur et de la tuméfaction de l'une ou l'autre des deux joues, mais surtout à la droite. Tantôt au contraire il y eut des attaques très violentes, qui auraient même dans certains cas été accompagnées de phénomènes cérébraux. Presque toujours la tuméfaction était recouverte d'un pointillé rouge. Jamais l'apparition de l'œdème n'était accompagnée de fièvre : son évolution durait en moyenne trois jours.

La malade est de taille moyenne, bien constitutionnée, se nourrissant bien. Les pupilles sont moyennement dilatées, celle de gauche réagit bien à la lumière, la droite est paresseuse. Le visage dans son ensemble est pâle, sauf les deux joues qui sont colorées par une véritable tache rouge sur les arcades zygomatiques. Toute la face est très fortement tuméfiée, la peau est lisse, très brillante, ne formant pas un seul pli ; les paupières gonflées recouvrent l'œil presque complètement. Peut-être le gonflement est-il un peu plus marqué du côté droit de la figure que du côté gauche. Les oreilles ne sont pas enflées, le nez et le menton paraissent l'être un peu moins que le reste.

Au toucher, il semble que l'œdème de la région des yeux donne au doigt une sensation pâteuse, tandis qu'au contraire, celui des joues donne une impression plus résistante. La physionomie de la malade garde un masque absolument immobile et même dans le cas où l'on procure une émotion à la malade on ne peut noter aucun changement dans sa mimique.

Pas de fièvre. Les taches rouges sur les joues sont un peu plus chaudes que le reste de la peau. La sensibilité est normale. La malade n'accuse qu'une certaine sensation de tension.

Rien à signaler à l'examen des organes thoraciques et abdominaux.

Le sujet se plaint surtout d'être défiguré.

Au mois d'octobre de l'année dernière il fut admis en traitement dans la clinique de M. Lassar, puis soigné par l'électrothérapie chez M. Meyer. On appliqua des courants continus sur les parties tuméfiées du visage en songeant surtout aux effets qu'on était en droit d'attendre d' . un grand pouvoir électrolytique. Le résultat est en ce moment satisfaisant. Je viens de revoir la malade : la fente palpébrale est revenue presqu'à ses dimensions normales, les tuméfactions des paupières sont fortement diminuées. Le sillon naso-labial est nettement accusé des deux côtés. Les joues sont encore fortement enflées, mais ne sont plus aussi dures qu'elles l'étaient avant. Mais malheureusement il est impossible de juger de la valeur du traitement dans son ensemble, parce que la face se trouve en ce moment sous le coup d'une de ces poussées œdémateuses et, cette fois-ci, surtout du côté gauche.

Le professeur Lassar, qui a traité cette malade, comme le dit l'auteur, disait dans une communication faite à son sujet : « Il faut remarquer qu'une malade que M. Lourdau présentait dans la précédente séance comme atteinte de myxœdème et qui montrait un œdème chronique de la face, avait eu plus de douze fois de ces sortes de tuméfactions érysipéliformes de la face exemptes de fièvre et se distinguant bien de l'érysipèle par l'absence de tout trouble de l'état général. Elles s'accompagnent de transsudation lymphatique collatérale qui, en général, est résorbée rapidement. Mais si les attaques se succèdent trop rapidement, l'appareil de résorption perd peu à peu de son activité et l'œdème chronique se constitue. Et je dis que, malgré l'assertion récente de Bourneville et Bricon de l'influence des érysipèles sur la production du myxœdème, que tout n'est pas myxœdème dans les centaines de cas qui en ont été publiés jusqu'ici. Je ne reconnais comme tel qu'un complexus spécial avec cachexie générale, myxämie, désordre nerveux profond, formant un tableau clinique absolument inattaquable et incontestable, et non pas ces œdèmes chroniques survenus à la suite de tuméfactions œdémateuses chez des individus qui peuvent être anémiés ou déprimés par la misère ou la maladie. »

Observation XXIX. — Trad. de Lassar, *(Berl. klin. Woch., 1887).*

Wilhelm S...., quarante-trois ans. Gardien à la prison militaire. Il est atteint d'une tuméfaction persistante du visage. Son père a soixante-quinze ans. Sa mère en a soixante-seize. Tous deux bien portants. Un frère du malade a été tué dans la campagne de 1866, mais un autre frère est poitrinaire depuis un an. Une sœur bien portante.

Rien à signaler dans l'enfance. Dans la campagne de 1866, il a été atteint d'une plaie par arme à feu. Le projectile pénétra dans les parties molles par l'angle supérieur de l'épaule gauche et fut extrait à droite sur le bord antérieur du sterno-cléido-mastoïdien entre la mastoïde et la clavicule. Aux cicatrices qui persistent, on peut d'ailleurs encore reconnaître le trajet qu'a fait la balle. Cependant il faut rejeter toute relation entre son œdème facial qui n'est apparu que plus tard et des lésions nerveuses possibles ayant occasionné des troubles vaso-moteurs. Le malade a été examiné à ce point de vue à différentes reprises et tout particulièrement par M. Remack, qui a constaté et affirmé que la balle n'avait lésé aucun nerf. D'ailleurs, l'affection n'est loca-

lisée à aucun territoire nerveux déterminé et son évolution se
prononce contre cette manière de voir.

En 1870 apparut une éruption prurigineuse à l'angle droit de
la bouche. Elle fut accompagnée d'une violente tuméfaction du
visage avec forte sensation de chaleur locale. Elle disparut en huit
ou dix jours, mais pour réapparaître à nouveau depuis environ
toutes les quatre ou six semaines. Les accès partaient alors le plus
souvent de la région palpébrale inférieure pour s'étendre de là
au reste du visage. Chaque attaque laissait après elle un épaisissement toujours plus notable du tissu cellulaire et ces reliquats
ajoutés les uns aux autres conduisaient peu à peu à une transformation grotesque du visage. Lorsqu'on nota pour la première
fois l'état dans lequel se trouvait le malade, le visage était totalement déformé, rond comme un boulet de canon, le tout au
grand détriment du malade qui se plaignait non seulement d'une
sensation de gêne intolérable, mais encore d'être défiguré. Avant
et pendant l'accès le malade accusait de violents maux de tête
dans la région frontale. Nous possédons une photographie faite
à ce moment : tous les traits et plis normaux sont effacés ; on ne
voit que le nez, la bouche et les yeux, et encore ceux-ci ne sont-
ils marqués que par les tumeurs considérables que forme t les
paupières supérieures et inférieures.

S..... est un homme grand, bien bâti, bien musclé. Crâne
mésocéphale symétrique. La peau du visage a un aspect un peu
cuivré. La figure totalement tuméfiée l'est pourtant plus à droite
qu'à gauche. La peau est lisse, brillante, sans plis, les paupières
supérieures et inférieures forment des tumeurs proéminentes,
les joues pendent comme des sacs, la droite descendant plus bas
que la gauche. Le sillon nasolabial est effacé, totalement à droite,
encore visible à gauche. La tuméfaction est moins accusée au
menton et au nez. Par contre, les oreilles sont notablement
enflées. Nulle part on ne peut plisser la peau. Elle ne garde pas
l'empreinte du doigt. Mais les tumeurs que forment les paupières
sont au contraire mollasses, on peut les faire disparaître, mais
elles reviennent immédiatement dès que cesse la pression. La
sensibilité du visage est comme obscurcie.

Rien à l'examen des viscères thoraciques ou abdominaux.

Le malade est habituellement constipé. Avec un petit bistouri de Volkmann, très fin et très bien aiguisé, on fit, en plus de trente séances, de nombreuses scarifications tout à fait superficielles. La lame, dont la saillie était réglée par une graduation, était tenue entre la pointe des doigts afin d'éviter de tirailler les tissus. Il fut fait en tout plus de trente mille piqûres. Asepsie rigoureuse pour éviter toute souillure extérieure. Sous l'influence d'une pâte salicylée absorbante, la cicatrisation s'opérait d'une séance à l'autre et sans laisser aucune espèce de traces comme on peut le constater. Le procédé, si les séances sont suffisamment espacées, n'est nullement douloureux, l'amélioration est notable, le malade a pu reprendre son service, mais l'épaississement du tissu cellulaire est resté stable, *stabiles œdem*.

Cet œdème donne au visage une fixité avec absence de toute expression, alors que l'intelligence est parfaitement intacte. Comme Erb, dans une publication bien connue, dit qu'il a observé un cas de myxœdème où la figure avait une expression stupide, mais que la malade avait conservé toute son intelligence, il est permis de supposer que, dans ce cas, il ait pu confondre notre *stabiles œdem* avec du myxœdème. En tout cas, il n'est pas superflu d'attirer l'attention qui s'est si souvent portée vers le myxœdème sur ces œdèmes chroniques qui, en réalité, ne sont pas rares et dont les cas présentent des relations pathologiques si étroites.

Observation XXX. — Hallopeau, sur un cas d'œdème chronique d'origine ortiée (*S. Derm. et Syph.*, février 1893; juin 1898).

On connaît une forme œdémateuse d'urticaire aigu : la tuméfaction qui la caractérise disparaît au bout de peu de jours; il n'en a pas été ainsi chez la malade que nous avons l'honneur de vous présenter.

A. H. — Père mort de tuberculose pulmonaire à l'âge de trente-six ans ainsi qu'un frère et une sœur de dix-huit ans. Une autre sœur est morte en bas âge de méningite.

M..., âgée de vingt-trois ans, cravatière, entre le 19 novembre 1892, salle Lugol, lit n° 10.

A. P. — Exempte de toute affection depuis son enfance, la malade est réglée depuis l'âge de quatorze ans d'une façon irrégulière et peu abondante. A seize ans une fièvre typhoïde grave laisse à sa suite un léger œdème des membres inférieurs qui ne disparaît complètement qu'au bout de deux ans. A dater de cette époque, se produit presque chaque année durant une dizaine jours, une poussée d'urticaire indépendante de l'alimentation et dont la disparition s'accompagne plusieurs fois d'une épistaxis abondante.

La malade a toujours été d'un embonpoint très développé; elle est cependant assez débile, d'appétit médiocre et irrégulier; elle contracte fréquemment des bronchites; une des dernières, survenue il y a un an, aurait provoqué plusieurs crachats sanguinolents, apparemment d'origine buccale ou pharyngée, étant donné l'état général de la malade et les signes absolument négatifs fournis pour l'exploration thoracique.

Il y a quinze mois les forces commencent à diminuer notablement en même temps que se manifeste consécutivement aux poussées ortiées un œdème persistant à la moindre fatigue. Une marche un peu rapide, l'ascension d'un escalier mettent la malade hors d'haleine. Au bout de six semaines environ, elle constate un matin au réveil, après une poussée d'urticaire, que son front et ses paupières sont le siège d'une tuméfaction considérable à peu près aussi développée qu'elle l'est actuellement.

Sur ces entrefaites surviennent à intervalles d'un mois de nouvelles poussées urticariennes, sur la face, le tronc et les membres. Chacune d'elles provoque une exagération du gonflement de la face, surtout des paupières gauches, au point que l'œil correspondant se trouve à peu près complètement fermé.

L'accès d'urticaire disparu, le gonflement de la face reprend ses proportions primitives, mais, fait remarquable, depuis cette époque, il reste sujet à des paroxysmes extrêmement irréguliers dans leur évolution qui tantôt se succèdent coup sur coup, tantôt laissent entre eux des périodes d'accalmie de plusieurs semaines.

Une congestion pulmonaire avec dyspnée et point de côté a été traitée, il y a deux mois, par un vésicatoire dont on retrouve les vestiges sur la base gauche en arrière. Son évolution, qui a duré en moyenne une dizaine de jours, ne s'est accompagnée d'aucune modification des symptômes préexistants.

Leur persistance, en dépit d'un traitement par le fer et les douches institué depuis près d'un an, décide la malade à se présenter à l'hôpital.

A l'examen, le lendemain de l'entrée, on voit que la tuméfaction faciale intéresse le front sur toute son étendue, les tempes et surtout les paupières, plus particulièrement les paupières inférieures. La limite inférieure, très nettement arrêtée, est masquée par un bourrelet saillant identique à celui de l'érysipèle ; il suit de chaque côté le bord inférieur du maxillaire en décrivant une courbe à convexité inférieure pour se perdre, en s'atténuant graduellement en dedans, sur la racine du nez, en dehors, au milieu de la région malaire.

Au niveau des parties envahies, les téguments sont faiblement pigmentés en brun jaunâtre. Le doigt y laisse une légère empreinte très fugace.

Aucun phénomène douloureux local n'accompagne ces lésions ; il existe néanmoins une vague sensation de lourdeur dans la zone frontale, un peu plus accusée au moment des poussées paroxystiques que subit la tuméfaction.

Le cou et surtout les extrémités des membres sont considérablement augmentés de volume.

Le tissu sous-cutané y est très épaissi, rénitent, mais ne conserve qu'assez difficilement l'impression du doigt.

En fait de lésions accessoires, on distingue une douzaine de tumeurs kéloïdiennes, blanchâtres, de 4 à 5 centimètres de surface, qui s'échelonnent sur tout le pourtour de la ceinture. Nulle part ailleurs il n'est possible de découvrir la moindre altération du même ordre et leur localisation exclusive en cette région est attribuable, suivant toute vraisemblance à la pression exagérée du corset.

La bouche, les lèvres, les gencives, le pharynx n'offrent rien d'anormal. Les viscères ne présentent également aucune lésion organique appréciable. L'analyse des urines répétée à plusieurs reprises tant en ville qu'à l'hôpital, n'y décèle ni albuminurie, ni glycosurie.

Les seuls symptômes anormaux consistent en la présence de souffles anémiques à la région précordiale et dans les vaisseaux du cou; l'appétit est presque nul surtout depuis une quinzaine de jours. Les règles manquent depuis le mois d'août sans que rien ne permette d'incriminer une grossesse. Une particularité assez importante dans l'espèce mérite d'être mentionnée, c'est la difficulté que l'on éprouve à percevoir le corps thyroïde.

20 novembre. — Dans la soirée, une éruption urticarienne encore appréciable le lendemain matin recouvre la cuisse gauche et la moitié attenante de la paroi abdominale et comme précédemment provoque du côté de la face une exagération sensible de la tuméfaction.

5 janvier. — On retrouve au cœur les souffles anémiques déjà constatés au moment de l'entrée à l'hôpital. La pression du sthétoscope laisse sur la région précordiale une empreinte profonde, très persistante et sa durée atteint près d'un quart d'heure.

L'examen des fosses nasales et des sinus maxillaires dénote leur intégrité parfaite et élimine l'hypothèse d'un œdème facial sous la dépendance d'une rhinite chronique.

Il n'existe ni anesthésie, ni analgésie ou thermo-anesthésie; la sensibilité est conservée dans tous ses modes. La menstruation est toujours suspendue et la malade, aussi anémiée que précédemment, se plaint d'insomnie et de ne pouvoir dormir qu'une heure ou deux par nuit.

3i janvier. —Injection de suc thyroïdien pratiquée dans l'hypothèse d'un myxœdème possible.

Des injections de suc thyroïdien préparé par M. Delpech sont pratiquées régulièrement deux fois par semaines à partir du 3i janvier aux doses d'abord de 3 cc.5 puis de 4 et 5 centimètres cubes. Le i5 février l'état de la malade ne paraît nullement modifié.

Quelle peut être la cause de cette tuméfaction œdémateuse persistante et généralisée des téguments?

L'hypothèse d'une cause locale émise par un dermatologue étranger au service n'est pas soutenable, puisque toute la surface tégumentaire semble intéressée. M. Polignet a, d'ailleurs, constaté l'intégrité des fosses nasales et du pharynx nasal et il n'y a aucun signe de lésion du sinus maxillaire.

La maladie avec laquelle cet œdème paraît au premier abord, si l'on fait abstraction des antécédents, avoir le plus de ressemblance, c'est le *myxœdème*. On peut noter comme caractères communs l'intensité, la persistance et la généralisation de la tuméfaction, la résistance qu'elle oppose à la pression du doigt, la difficulté que l'on éprouve à y produire une dépression en godet que l'on ne peut obtenir que très superficiel, passager et qui n'est nullement en rapport avec l'intensité de la tuméfaction; la diminution des forces de la malade et la difficulté que l'on éprouve à sentir le corps thyroïde peuvent encore être invoqués en faveur de ce diagnostic. Il en est de même de l'aspect de la face, qui est celui d'une pleine lune avec une expression un peu ahurie. Mais néanmoins il y a de telles dissemblances que nous ne pouvons nous arrêter à

ce diagnostic, même supposant une forme fruste,
atténuée de la maladie : l'aspect du tégument en
particulier diffère de celui que l'on observe dans le
myxœdème.

Nulle part on ne peut constater la teinte cireuse
porcelainique non plus que la sécheresse et la rugosité
des téguments, enfin et surtout les troubles de l'intelligence et de la motilité sont complètement défaut.
L'auteur a néanmoins tenté dans cette hypothèse des
injections de suc thyroïdien ; elles n'ont donné que des
résultats purement négatifs.

Nous trouvons ailleurs l'explication de cet œdème
chronique. Nous avons vu que la malade est sujette
depuis sept ans à des poussées d'urticaire généralisées ;
elle assure que chacune d'elles a été suivie d'une tuméfaction persistante, d'une exagération de celle qui existait déjà. Nous pouvons donc admettre qu'il s'agit d'une
*urticaire œdémateuse avec cette remarquable parti-
cularité que la tuméfaction au lieu d'être passagère et
localisée, comme il a été de règle dans les cas d'œdème
ortié connus jusqu'ici, est persistante et généralisée.*

Juin 1898, p. 508. **Nouvelle note.**

Nous avons présenté une première fois cette malade à la
Société, dans sa séance du 16 février 1893, sous l'étiquette de
« cas d'œdème chronique d'origine ortiée » ; depuis lors, la maladie
a persisté avec des caractères identiques. Si nous en modifions le
titre, c'est que le phénomène dominant chez cette malade est le
retour incessant des poussées faciales, mais la dénomination

d'œdème reste justifiée, car en dehors des poussées, la face reste très notablement tuméfiée.

Les poussées congestives et œdémateuses du côté de la face se produisent presque tous les deux jours, sans régularité absolue cependant. Elles ne sont pas prurigineuses, elles s'accompagnent d'une sensation de cuisson. En dix ou quinze minutes, la face, devenue rouge, augmente considérablement de volume, et subit ainsi une déformation des plus saisissantes; les paupières supérieures forment d'énormes bourrelets de consistance œdémateuse, se laissant déprimer par pression prolongée du doigt; les fentes palpébrales sont en conséquence considérablement diminuées; elles s'oblitèrent complètement lorsque la malade regarde en bas; lorsqu'elle regarde devant elle, leur diamètre vertical est de 5 millimètres, leur diamètre transversal mesure environ 2 centimètres; la partie médiane de l'iris se trouve ainsi seule découverte; la peau distendue prend un aspect grenu.

Les plis naso-jugaux sont très accentués, le relief de la joue au-dessus d'eux mesure environ 2 cm. 1/2. Les plis se continuent en bas de façon à dessiner sur la lèvre supérieure un lobule médian saillant. L'ouverture buccale paraît rétrécie. Elle mesure 4 centimètres. La tuméfaction du visage se continue en haut jusqu'au niveau du cuir chevelu; elle atteint latéralement les oreilles et dessine en bas un double menton; la coloration rouge est surtout prononcée aux paupières et au front.

Dimanche 20 mars 1898. — Vers 5 heures, la malade éprouve de la céphalalgie, du tremblement, des nausées, puis une sensation de chaleur au visage.

Lundi 21 mars. — Il se développe dans la matinée une éruption érythémateuse et ortiée très étendue, elle occupe le cou, la partie antérieure du tronc jusqu'à l'ombilic et sa partie postérieure jusqu'au bas des fesses; elle forme une large nappe avec deux ou trois petites zones de peau saine au milieu de l'éruption.

La périphérie de l'érythème est irrégulière, comme celle de plaques ortiées et forme une légère saillie. La coloration est d'un rouge vif et disparaît momentanément sous la pression du doigt.

La face est également prise ; elle est plus gonflée que les jours précédents ; les paupières sont énormément boursouflées ; la coloration est rouge vif.

La malade ressent une cuisson généralisée aux parties atteintes.

La température atteint 39 degrés le matin et 40 degrés le soir.

22 mars. — L'éruption a la même étendue que la veille, sa rougeur est moins vive, elle est moins saillante.

La malade ressent de vives démangeaisons.

La température est normale, la langue saburrale.

23 mars. — Même état.

24 mars. — L'éruption est plus pâle, surtout à sa périphérie, où elle dessine des lignes irrégulières.

25 mars. — La face antérieure du tronc ne présente plus que des macules rosées d'apparence rubéolique, le placard persiste dans le dos.

26 mars. — La face est revenue à son état normal, les paupières dégonflées.

27 et 28 mars. — Même état.

29 mars. — L'éruption a disparu.

Depuis lors, les poussées faciales ont continué à se reproduire incessamment comme elles le font depuis plus de trois ans, suivant le mode indiqué ci-dessus.

Comme il y a trois ans, l'auteur considère cette dermatose comme étant d'origine ortiée ; il se fonde sur l'existence antérieurement de fréquentes poussées d'urticaire, sur le caractère passager des poussées faciales, sur leur analogie avec celles de l'urticaire œdémateux, sur les contours géographiques de la poussée aiguë du tronc. Cette poussée lui a fait éliminer complètement la possibilité d'éruptions provoquées artificiellement par des topiques irritants, sans pouvoir méconnaître cependant que cette éruption présente de notables différences avec celles des formes vulgaires de cette maladie; en premier lieu, les sensations prurigineuses font actuellement défaut ; ces poussées sont presque complètement indolentes. C'est à peine si la malade accuse par instant un peu de cuisson ; d'autre part, les poussées habituelles du côté du visage ne présentent pas les contours géographiques des plaques ortiées ; enfin lors des deux poussées envahissantes du tronc, il s'est produit une hyperthermie qu'on n'observe pas dans les formes classiques d'urticaire ; nous dirons donc volontiers, pour employer une expression à la mode aujourd'hui, qu'il s'agit d'une affection para-urticarienne plutôt que d'une véritable urticaire.

L'auteur a essayé chez cette malade les médications interne et externe les plus diverses sans en obtenir jamais aucun résultat :

Observation XXXI. — Deschamps de Grenoble, 1898.

Deux cas d'œdème dur chronique occupant le pourtour des deux orbites et empiétant sur les paupières donnant aux malades un aspect semblable à celui d'un lépreux à faciès léonin.

Cet œdème durait dans les deux cas depuis plusieurs années. Il avait résisté à tous les traitements : compression, iodure, toniques, ergotine. Comme étiologie on ne pouvait rien découvrir : urines absolument normales, pas de rhumatisme, pas de syphilis, aucune tare organique. Il n'y avait jamais eu d'éruption cutanée au niveau du mal, ni d'érysipèle. Cette forme d'œdème a déjà été signalée plusieurs fois. Il s'agit en somme d'une forme atté-

nuée, d'éléphantiasis très rebel ; se basant sur les faits cités
par les professeurs Lannelongue et Achard ; injections intersti-
tielles de chlorure de zinc ; solution au vingtième, car ces injections devaient être faites près de la peau et pour éviter des
escarres. Trois gouttes de solution dans chaque paupière tous
les huit jours amenèrent en trois semaines, c'est-à-dire après
une série de trois injections pour chaque paupière, une guérison
définitive. Non douloureuses. Évite bistouri.

Observation XXXII (inédite). — Prise dans le service de M. le
professeur Augagneur.

Œdème chronique de la face chez une jeune fille syphilitique.
— Faciès léonin, visage absolument méconnaissable. —
Aucune amélioration par le traitement.

La nommée Claudine P..., âgée de vingt et un ans, sans pro-
fession, entre le 16 février 1900, dans le service de M. le professeur Augagneur, pour un œdème persistant de la face.

Le père de la malade est mort d'une congestion pulmonaire ;
sa mère, d'une hémorragie cérébrale. Pas de frères ni de sœurs.

À l'âge de cinq ans, adénite suppurée, qui ne laisse à sa suite
aucune bouffissure de la face, mais dont la cicatrice est encore
visible au-dessous du maxillaire inférieur. À l'âge de neuf ans,
fièvre scarlatine sans néphrite consécutive. La malade est réglée
depuis l'âge de seize ans, mais assez peu régulièrement. Elle a
fait un premier séjour, il y a trois ans, à l'hôpital des Chazeaux,
dans le service de M. Cordier ; elle ne donne pas d'indications
sur les accidents qu'elle présenta à ce moment (?) Elle aurait été
soumise à divers traitements, entre autres à des piqûres de
calomel qui la guérirent. Depuis cette époque, elle aurait été
bien portante, sauf qu'elle aurait eu, à diverses reprises, des
névralgies très intenses de la face. Elle dit avoir eu un prurigo
parasitaire qui céda à quelques bains sulfureux.

Il y a deux mois, elle fut atteinte d'une kératite de l'œil droit.
Il se forma un ulcère de la cornée pour lequel elle fut soignée

en ville et qui guérit au bout d'un mois. A ce moment, apparut une poussée d'acné varioliforme, dont il reste encore des traces nettement visibles.

Depuis trois semaines environ se sont déclarées des céphalalgies extrêmement violentes, avec rares périodes de rémission. Mais la malade remarqua que les poussées douloureuses coïncidaient avec l'apparition d'un œdème de toute la région sensible : sur le front apparut alors une tuméfaction, d'abord moyennement volumineuse, qui envahit la partie supérieure de l'orbite, s'accrut insensiblement, puis disparut au bout de quelques jours. Par contre, de chaque côté, au-dessus de la région temporale, en apparaissait une autre ; celle de gauche disparut au bout de quelques jours, celle de droite persiste encore actuellement. A ce moment, l'œil gauche devint le siège d'une légère cuisson et la malade attribue son état à l'imprudence de s'être frotté la région malade. En effet, l'œdème de la région temporale gauche réapparut, puis, peu à peu, il envahit des deux côtés les paupières d'abord, les joues ensuite, défigurant la malade au point qu'elle sollicite son admission dans le service.

Actuellement, la malade se plaint de douleurs névralgiques très violentes, mais sans localisation nette, avec périodes plus aiguës de temps à autre en des points variables. Les douleurs empêchent la malade de dormir, mais elles s'exagèrent surtout vers le matin et l'œdème présente à ce moment un volume plus considérable. Le facies de la malade est absolument immobile. *Elle est défigurée par un œdème intense.* La coloration de la peau est pâle dans son ensemble, un peu rosée sur les joues. La consistance de la tuméfaction est assez dure, elle ne garde pas l'empreinte du doigt. Les plis et sillons normaux du visage sont effacés. Les paupières forment de chaque côté des tumeurs volumineuses qui ferment presque complètement la fente palpébrale. Les joues sont fortement tuméfiées, mais l'œdème s'atténue insensiblement et sans bourrelet vers les régions avoisinantes. Le conduit auditif est également le siège de douleurs et d'œdème. La malade entend difficilement. La malade présente les symptômes d'un coryza, mais son apparition actuelle est consécutive à l'œdème. Elle aurait eu cependant autrefois un coryza chronique.

Les dents sont en mauvais état depuis que la malade a été traitée au calomel. Les cheveux recommencent à tomber depuis vingt jours environ.

Rien sur la peau du tronc. A la face interne de la jambe droite, on note une tache rouge brun. Elle aurait débuté par de petites macules isolées qui seraient peu à peu devenues confluentes.

Pas d'adénite en ce moment.

Rien à l'examen des organes thoraciques ou abdominaux.

Urines : Pas d'albumine. Pas de sucre.

La malade est soumise à divers traitements. On apporte un soin particulier à la désinfection des cavités et orifices naturels du visage. Des circonstances de famille l'obligent à quitter l'hôpital, sans que son état se soit sensiblement amélioré.

CONCLUSIONS

I. L'étude des œdèmes vaso-moteurs à la face est liée à leur histoire générale qui seule permet d'expliquer cette localisation, soit isolée à titre de manifestation particulière et unique, soit associée aux troubles d'ensemble de l'appareil vaso-moteur.

II. La face par la sensibilité spéciale de son système vaso-moteur, par la richesse et la disposition particulière de son réseau lymphatique, par les conditions propres qui l'exposent si facilement aux causes qui produisent les œdèmes vaso-moteurs, en constitue le lieu d'élection.

III. Les œdèmes vaso-moteurs, contrairement à l'opinion admise, sont assez rares chez les névropathes. Ils y surviennent à titre de manifestation individuelle, nullement habituelle.

IV. Le rhumatisme et la syphilis sont les deux grandes causes des œdèmes lymphatiques. Ces œdèmes

lymphatiques dépendent d'une action vaso-motrice
prédominante. L'œdème rhumatismal est peut-être le
fait d'une irritation agissant sur le sympathique et
résultant de l'action d'une substance toxique non éliminée par la peau. Les grands œdèmes syphilitiques
semblent résulter de l'action de la toxine spéciale sur
le centre vaso-moteur. Tous deux peuvent produire un
véritable anasarque, mais ils envahissent volontiers la
face pour s'y cantonner exclusivement.

V. Il existe une affection pour laquelle nous proposons
de réserver le nom de « maladie de Quincke », expression qui nous semble préférable à celle d' « œdèmes de
Quincke », des auteurs allemands que nous jugeons
trop limitative. Elles englobe les diverses formes
d'urticaire géante ou œdémateuse et comprend trois
groupes de symptômes : 1° des œdèmes aigus circonscrits ; 2° des troubles viscéraux ; 3° des phénomènes
généraux. Toutefois l'œdème seul en est caractéristique,
les deux autres catégories de manifestations peuvent
manquer. Au point de vue pathogénique il est créé par
des troubles vaso-moteurs et des lésions endothéliales,
mais il est « cause », et non « résultat » de l'irritation
sympathique centrale. On est alors amené à faire jouer
à la face, tant au point de vue de la pathogénie que de
l'interprétation physiologique de certains symptômes,
un rôle très intéressant.

VI. Les œdèmes vaso-moteurs éphémères ou intermittents de la face peuvent passer à l'état chronique,
donnant lieu à une transformation léontiasique de la

physionomie. Les explications pathogéniques de ces lésions éléphantiasiques varient avec chacune des causes qui les ont produites.

BIBLIOGRAPHIE

—

Andrieu, Cas curieux d'œdème primitif essentiel de la face et des
    paupières (Gaz. méd. Picardie, Amiens, 1885, p. 72).

Arnozan, thèse agrégation, 1880.

Artzrouny, thèse de Paris, 1885.

Ballin, Nodules de Meynet ou nodosités rhumatismales sous-
    cutanées, thèse de Lyon, 1885.

Baumes, Dermatologie.

Bérard, article Face, Dict. en XXX vol.

Bergmann, Wien. med. Wochenschrift, 1896.
    — Berl. klin. Wochenschrift, 1895.

Bodaert, Arch. Phys., 1894.
    — Congrès Rome, 1894.

Brousse, Gaz. hebd. Scien. méd. Montpellier, 1890.

Brown-Séquard, Biologie, 1870.

Gastelli, Œdème aigu chirurgical, Lyon, 1886.

Cénas, Contribution œdèmes infect. (Loire médicale, Saint-
    Etienne, 1886).

Chauffart, Bul. Soc. méd. Hôp., Paris, 1898.

Charcot et Vulpian, Troub. trophiques consécutifs aux lésions
    des nerfs de la peau.

Chossat, Œdème. Pathogénie (thèse de Paris, 1894).

Chuffard, thèse agrégation, 1886.

Collins, Philadelphie, 1892.

Comby, Œdème rhumatismal (Progrès. méd., 1880).

Congrès de Médecine Interne, Bordeaux, 1895.

Congrès Russe 1893, Wratsch, N° 30.

Courtois-Suffit, Annal. Derm. Syphil., 1880, p. 859.

   — Gaz. Hôpitaux, 1890.

Croco, Presse méd. Belge, Bruxelles, 1891.

Cupillard, Œdèmes pal. gén. (thèse de Paris, 1891).

Davaine, Œdème rhumatismal (thèse de Paris, 1879).

Debove, Œd. segm. (Bul. Soc. méd. Hôp., Paris, 1897).

Desnos, Œd. rhum. (Soc. méd. Hôp., 13 fév. 1891).

Dictionnaire Dechambre, art. Face, p. 47.

Dictionnaire encycl. Sc. méd., Paris, 1877.

Dittmer, Corresp.-Blatt. d. Deutsch. Gesellsch. f. Psychiatrie, 1893.

Dourpouffi, Influence du syst. nerv. sur la production des œdèmes (Arch. Slav. Biol., 1887).

Dubousquet et Laborderie, Œd. essent. rhum. (Paris méd., 1886).

Dunckelacker, Œdème aigu (thèse de Greifsvald, 1881).

Eckhardt, Beitrag, etc., 1874.

Elliot, Œd. circ. (Méd. Rec., 1891).

Etienne, Gaz. hebd. méd., 1894.

Eulenourg, Névroses vaso-motrices (Congrès de Copenhague, 1886).

Falcone, Gaz. d. osp. Mil., 1886.

   — Riv. venet. di sc. med., Venezia, 1887.

Ferréol, Gaz. Hôp., 1883.

Finger, Ueber d. indur. Œd. (Deutsch. med. Woch., Berlin, 1886).

   — Vierteljahresch. Derm., Wien, 1887.

Fleischer, Sitzungsber. Med. Erlangen, 1883-84, p. 138-143.

Follet, thèse de Paris, 1895.

Fouquet, Berl. klin. Wochens., 1875.

François Franck, in Marey, Phys. exp., 1876.

Fusier, Œdème syphilitique (thèse Lyon, 1899).

Galatti-Rabitsch, Wien. med. Wochen., 1896.

Germain-Sée, Œd. névrovasc. a *frigore* (Leç. pat. exp., 1886).

Gevaert, Rev. mens. mal. enf., 1894, p. 369.

Goutard, Ann. derm. et syph., 1876-1877. Léontiasis.

GRAHAM, Acut. circons. cut. œd. (Canada, pr. Toronto, 1883,
      p. 33).

GRAVIROVSKI, in Wratsch, 1893, n° 30.

HADDEN, Œd. obscures (Lancet, London, 1886).

HAGEMANN, Ueber d. Einfl. d. vaso-mot. auf Hautkrankh. (Halle,
      1874).

HALLOPEAU, Œd. chron. face, ni rhum. ni hyst. (Soc. derm.,
      1892).

HALLOPEAU et BARBIE, S. F. D., 1892.

HALLOPEAU, Ann. derm. syp. fév. 1893 (Nouvelle note, juin
      1898),
   — Soc. Franç. derm., 1895.
   — Ibid., 1898.

HALLOPEAU et LEREDDE, Dermatologie, 1900.

HARDY, Traité Peau, 1886.

HERVOUET, Œd. unilat. (Gaz. méd. Nantes, 1885-1886).

HIGIER, Saint-Pét. med. Wochenschr., 1894.

JAMIESON, Edinburg. med. Journal, 1883.

JOLYET, Sud-Ouest méd. ; vaso-mot. ; tête (Bordeaux, 1880).

JOSEF MAX, Wien. med. Presse, 1889.
   — Berl. klin. Wochens., 1890.

Journal méd. Ouest, Nantes, 1885, p. 272.

KIRMISSON, Pseudo-phlegm. rhum. (Prog. méd., 1876).

KINCH, Œd. aig. circ. (Greifsrald, 1889).

KLIPPEL, Alt. nerfs d. les œd. chron. (Arch. gén. Méd., 1889).

KUSSNER, Berl. klin. Wochens. (1887, p. 262).

LAFFONT, Vaso-moteurs de la face (Compt. rend. Soc. Biol., 1880,
      p. 240).

LANNOIS, erythromélalgie, th. de Paris, 1880.

LASSAR, Stabiles Œdem. (Berl. klin. Wochens., 1887, p. 262).

LE DENTU, Nouveau Dictionnaire.

LELOIR, Trav. sur. af. cut. d'orig. nerv. (Anat. pat., 1865).

LÉON, th. Paris, 1899

LEVALD, Entstehung d. Œd. Junde et Sohn, 29; 8°, Erlangen,
      1885.

Loire Médicale, 15 avril 1898, n° 4.

Lourier, th. Paris, 1897.

Marcacci, Arch. Biologie, IV.

Mathieu, Arch. gén. Méd., 1885.

— Ann. derm. syph., 1893.

Médecine moderne Œdème non brightique (Paris, 1898).

Médical Record, Œdèmes, 1899.

Métas, Œd. aig. circons. (Nouvel.-Orl. méd. and S.J., 1887-1888).

Millard, Œdèmes dans la maladie de Basedow (th., Paris, 1888).

Milton, Urticaire géante (Edinbg. méd. Journ., 1876).

Morat et Doyon, Physiologie.

Muschmeyer, Berl. klin. Wochen., 1895.

Musfort, Boston M. and S. J., 1891.

Nussbaum, Arch. f. gesammte Physiol., 1875, p. 374.

Œdèmes, S. Journal méd. chir., prat., nov. 1885.

Osler, Americ J. Med. Sc. Phil., 1888.

Perroud, Mémoire et compte rendu Soc. Sc. méd. Lyon, 1863.

Pick, Prager Vierteljahreschrift, 1882.

Piéry, th. Lyon, 1900.

Potain, Académie de Médecine, 17 oct. 1882.

— Bulletin médical, 1897.

Quincke, Monatsschrift für pract. Dermatolog., Hamburg, 1882.

Ranvier, Compte rendu. Acad. des Sciences, 1869.

— Biologie, 20 décembre 1870.

Rathery, thèse de concours, 1872.

Remlinger, Ann. Derm. Syph. 1897, p. 123.

Raynaud, Léontiasis (Gaz. Hôp., 1878).

Renaut, Arch. phys., 1872.

— thèse, 1874.

— Acad. des Sciences, décembre, 1878.

— Ibidem, 1879.

Ricochon, Congrès de Bordeaux, 1895.

Riehl, Wien. med. Presse, 1888.

— Ibidem, 1889.

Ries, Ueber persistirende Œdeme (thèse de Berlin, 1886).

Rindfleisch, Tr. Pachydermies lymphangieclasiques.

Roger, Progrès médical, 1895.

Roger et Josué, Biologie, 1895, p. 614.

Schiff, Leçons de Physiologie, II, 203.

Schlesinger, Centralblatt f. Grenz. (Medic. Chir., 1897-1898).

Smith, Med. News, Philad., 1889, p. 321.

Strubing, Zeitschrift f. klin. Med., 1885, XIV, p. 381.

Tédenat, Nouveau Montpellier Médical, 1893.

Teissier, Œdèmes vaso-moteurs (Province médicale, Lyon, 1887).

Teissier et Lecreux, Province médicale, Lyon, 1887.

Testelin, thèse de Paris, 1884.

Théodor Henricus, Ueber acutes angioneurotisches Œdem und
        Riesen-Urticaria (thèse de Greifswald, 1897).

Théaylon, thèse de Lyon, 1897.

Trendelenbourg, in. Chir. Billroth, Lucké, XXXIII, 1886.

Tschirkof, Œdème syphilitique (Revue de Médecine, 1895).

Unna, Die nicht entzünd. Œd. Monatsschrift f. pract. Derma-
        tologie, 1889, p. 446.

Vaquez, Biologie, 1893, p. 167.

Vulpian, Leçons sur l'appareil vaso-moteur, 1875.

—   Trijumeau vaso-moteur dès son origine (Compte rendu
        Académie des Sciences, 1875).

—   Biologie, 1893, p. 375.

Wagner, Deutsche Archiv. f. klin. Med., 1887, p. 509.

Weber, Handbuch Pitha u. Billroth., III, p. 186.

Weil, Contrib. à l'étude clinique des œdèmes périphérique
        d'origine nerveuse, p. 185.

Werriest, Journal neurol. hypnol., Paris, 1897.

Widovitz, Ueber neuropatische Œdeme (Jahrbuch. f. Kinder-
        heilkunde, 1886).

—   Ibidem, 1889.

Willigent, thèse de Paris, 1872.

Winiwarter, in Chir. Billroth u. Lucke, XXIII, 1886.

Virchov, Pathologie cellulaire, 1861, Leucophlegmasie.

Withehead, Œdèmes et ses variétés (thèse, Paris, 1860).

Zimmermann, Mittheil. Chir. Ortsprivatklinik.

TABLE

Lyon. — Imp. A. REY, 4, rue Gentil.

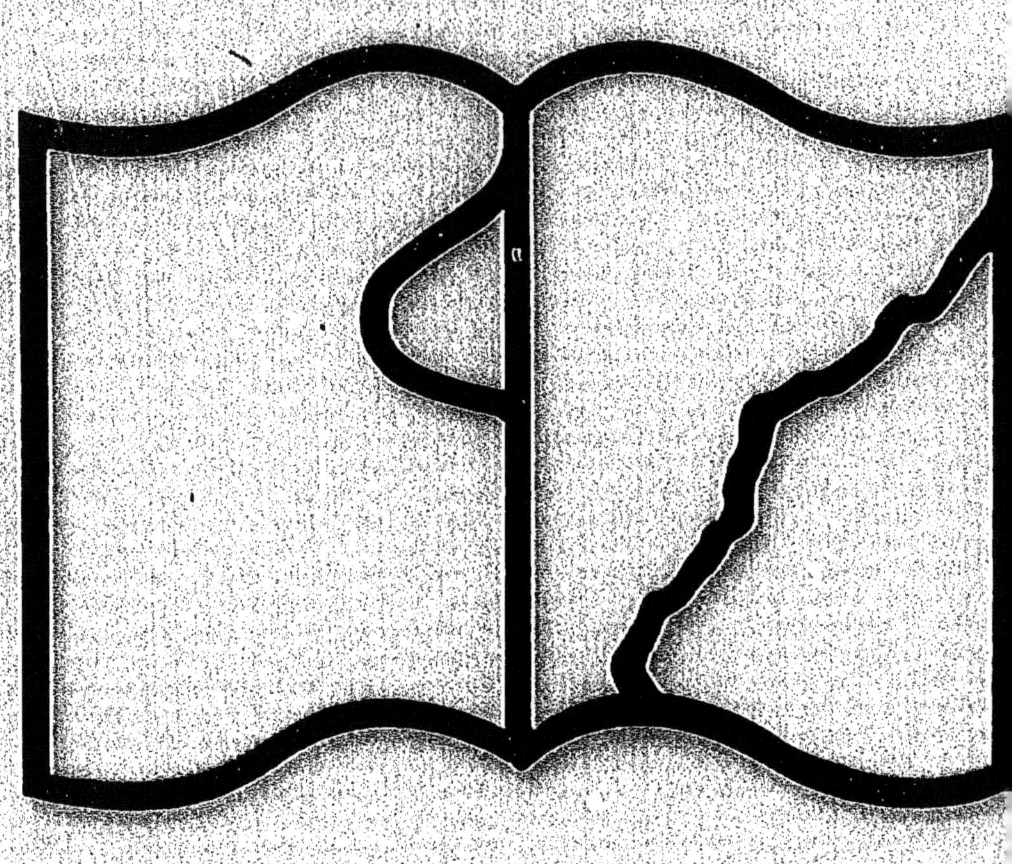

Texte détérioré — reliure défectueuse

NF Z 43-120-11